医者が教える
「医者に行かない」健康術

完全なミネラルバランスこそ最強の治癒力!

海風診療所院長
沼田光生

コスモ21

カバーデザイン◆中村　聡
本文イラスト◆和田慧子

完全なミネラルバランスこそ最強の治癒力！……もくじ

2章 バランス生体ミネラルこそ最強の健康応援団

3章

知っておきたいミネラルの基礎知識

4章

ミネラル何でもQ&A

プロローグ　ミネラルは毒なのか？　栄養なのか？

ミネラルを単一で摂りすぎるのは危険

「ミネラルは毒？」という見出しを見て、ドキッとされた方もいるでしょう。

ましてそのときにミネラル入りの飲料を手にしていたり、朝、ミネラル入りのサプリメントを摂ったばかり、なんていう方はなおさらです。

「えー、ミネラルって毒なの？　どうして？」

「ミネラルは身体の役に立たないの？」

「（成分表示にある）金属元素が栄養素ってホントなの？」

こんなふうに、いろいろと疑問が浮かんでくるかもしれません。

ミネラルは毒なのか、栄養なのか。

それは、どちらも、事実です。

ミネラルは摂り方によっては、「毒」になる場合もあるのです。

ところで「ミネラル（mineral）」とは、そもそも何なのでしょうか。広辞苑にはこう記されています。

「①鉱物。無機物。

②栄養素として生理作用に必要な無機物。ふつう無機塩類の形で摂取される。カルシウム・鉄・亜鉛・コバルト・マンガンの類。

③灰分」

（岩波書店『新村出編　広辞苑　第七版』より）

そもそもミネラルの語源はギリシャ語の「鉱山（ミネーラ minera）」に由来するといわれ、鉱山から取れるものを「ミネラリス（mineralis）」といいます。

つまりミネラルとは、鉱物であり、地球を構成する元素であり、生理作用に必要な栄養素で、有機物に含まれる四元素（炭素・水素・酸素・窒素）を除いたものです。

栄養学では灰分《かいぶん》という呼び方もありますが、これは食品の中に成分として含まれる鉱物のことです。

人間が生きていくうえでもっとも大切な「五大栄養素」といえば、タンパク質、脂質、炭水化物、ビタミン、そしてミネラルです。

ミネラルは、微量元素も含めて一〇〇種類以上あるといわれ、このうち生命維持に欠かせない、人体にとって必要不可欠な一六種類のミネラルを「必須ミネラル」といいます。

Ca（カルシウム）、K（カリウム）、Na（ナトリウム）、Mg（マグネシウム）、Fe（鉄）、Zn（亜鉛）、S（硫黄）、Cl（塩素）、I（ヨウ素）、Cu（銅）、Mn（マンガン）、P（リン）、Se（セレン）、Mo（モリブデン）、Co（コバルト）、Cr（クロム）がその一六種類です。

とくにカルシウム、鉄、マグネシウムなどのミネラルは、生体組織の構成や生理機能の維持・調節に必ず必要となる栄養素といわれています。

では、「身体に必要な栄養素」であるはずのミネラルが、なぜ、「毒」になることもあるのでしょうか。

それは、ミネラルを単一で摂りすぎた場合です。もう少し正確な言い方をすれば、ミネラルを「単体」で、「過剰摂取した」場合には、ミネラルは栄養となるどころか反対に「毒になる」ということです。これを「単性ミネラル過多症」、または「単一ミネラル症候群」といいます。

このように偏ったミネラルの摂り方をすると、さまざまな難しい症状を引き起こす恐れがあることをまず知ってください。

「ミネラル・パラドックス」の怖さ

ミネラルの多くは金属元素ですが、金属といえばすぐに思い浮かぶのが鉄（Fe）ではないでしょうか。

鉄は、私たちの生活に身近な金属というだけでなく、人体にとって重要なミネラルでもあります。たとえば、体中に酸素を送る血液、その血が赤いのは赤血球にある血色素（ヘモグロビン）のためですが、その主な材料は鉄です。

ところが、鉄が不足すれば鉄欠乏性貧血になる恐れがあります。ですから、日常的に鉄を必要とする女性は、とくに生理前などに普段とは違う疲れを感じると、「もっと鉄分を摂らなくては……」と思うかもしれません。

しかし、それが危ないのです。

効率よく鉄を摂ろうとして、鉄分のみが入ったサプリメントに手を伸ばしてみます。毎日飲み続けてみたものの、なかなか効いた実感がない方も多いのではないでしょうか。むしろ、これまでのだるさに加えて胃の痛みやお通じの悪さも加わったり、さらに小ジワやシミが気になってきたりすることも……。

それは、摂りすぎた鉄分が体内で酸素や水と反応して活性酸素を発生させるからです。この活性酸素によって身体の細胞が酸化され、鉄釘が酸素によって錆びるように、「身体が錆びる」現象が起こってきます。

もう少し正確にいいますと、活性酸素によるストレスで身体を構成しているDNA、タンパク質、脂質などに障害が起きてきて、ガンや動脈硬化、脂質異常症、糖尿病などの生活習慣病が起こる原因になるのです。女性の場合はシミやシワが増えて、肌のアンチエイジングの逆で、まさかの「エイジング＝老化」が進みかねません。

このように、体内への過剰な鉄の蓄積は、ガンを進行させたり寿命に悪影響を与えるともいわれています。身体に鉄が必要なことは確かですが、摂り方に注意が必要なのです。もし鉄分を摂っていて胃腸障害や便秘が起こってきたら、鉄の摂取の仕方を見直したほうがいいでしょう。

カルシウムについても同じような危険性があります。その一つが「カルシウム・パラドックス」といわれる現象です。

カルシウムが骨や歯をつくるというのは、子どもさんでも知っている知識でしょう。体内のカルシウムはその九九パーセントが骨や歯に蓄えられ、残りの一パーセントが血液中や筋肉、神経内にあります。わずか一パーセントですが、このカルシウムは血液の凝固作用、細胞分裂や筋肉の収縮、ホルモン分泌や神経伝達などに関わる大切な役割を担っています。

通常、血液中のカルシウム濃度は一定に保たれていますが、カルシウムの摂取不足で濃度が下がると、副甲状腺ホルモンの関与で骨からカルシウムが溶け出し、逆にカルシウム濃度が一気に高まります。これが「カルシウムパラドックス」という現象です。

過剰になった血液中のカルシウムが血管に蓄積されると、動脈硬化や高血圧の原因になります。一方、骨のカルシウム量は減るので骨粗鬆症のリスクが高くなります。

じつは、パラドックスはそれだけではありません。カルシウムを大量に摂取しているのに、この現象が起きることがあるのです。たとえば、「骨粗鬆症予防にはカルシウムだ」と単体で大量に摂っていると、身体のホメオスタシス（恒常性）機能が働いて、吸収しきれないカルシウムを排出しようとします。このとき、排出されるのはカルシウムだけとは限らないのです。

元々体内ではさまざまなミネラルが互いに協調し合い、拮抗し合いながら働いています。

カルシウムの相手はマグネシウムです。カルシウムはよく聞くけど、マグネシウムには馴染みがない、という方もいるかもしれません。けれど日本人なら、豆腐を食べたことがない方は少ないはず。豆腐を固めるにがりは海水からとれた塩化マグネシウムが主成分です。

カルシウムとマグネシウムは化学的な性質が似ており、あるときはともに働き、あるときは阻害し合うという、なかなかに複雑なコンビを組むミネラル同士なのです。

マグネシウム自体は、体内にある三〇〇種以上の酵素を活性化させ、新陳代謝に関わる重要なミネラルです。骨内に体全体の五〇～六〇パーセントほどが蓄えられています。ところがカルシウムが大量に投与されると、コンビを組むマグネシウムが足りなくなり、骨を溶かして、そこに蓄えられていたマグネシウムと一緒に体外へ出てしまうのです。

骨の硬さを維持するカルシウムだけでなく、そのカルシウムの働きを調節するマグネシウムまで一緒に出て行ってしまったら、骨を丈夫にするどころか骨をスカスカにする結果になりかねません。

さらに、タケダライフサイエンス・リサーチセンターの研究によると、成長期にカルシウムを大量摂取させたネズミは、骨が成長しなかったという報告もあります。

このように、足りないミネラルを摂取したつもりなのに、期待した効果とは真逆の結果が現れることを、私は「ミネラル・パラドックス」と呼んでいます。

医者である私が言うのも何ですが、薬もまた、偏ったミネラルのようなものです。ある薬を飲み続ければ必ず何らかの副作用が起こります。その危険性はみなさんにもおわかりでしょう。

まして、医師の診断のもとではなく、自己判断で大量の薬を飲み続けたらどうなってしまうか……。最悪の場合には、生命の危険につながります。

ミネラルの場合、きちんとした食事から補給すれば、鉄分もカルシウムもそうそう過剰にはなりません。しかし、自己判断での単一ミネラルの摂りすぎは、思わぬ危険につながるのです。

すべての病気はミネラル欠乏からはじまる

さて、ここまでは単一ミネラルの摂りすぎによる危険を紹介してきましたが、反対にミネラル全般が不足するとどうなるのでしょうか。

いま、私は予防医学、すなわち病気にならないための医学を研究し、そのための診療所も開いています。そこに初めて来ていただいた方の栄養状態を見ると、五大栄養素のうち炭水化物や脂質は摂りすぎなのに、たんぱく質は少ない、ビタミンも少ない、そしてミネラルはもっと少なく、まったく足りていない状況なのがわかります。

でも、それは当然なのです。

なぜなら、「昔は食物に豊富に含まれていたミネラルが、いまは減ってしまった」からです。

現代は、野菜に含まれるミネラルが半世紀前と比較して三分の一から数十分の一にまで減ったといわれています。

昔と同じように食事を摂っても、必然的にミネラル不足になってしまうのです。どうしてこんなことになってしまったのでしょうか。

野菜の栄養調査・1950年(昭和25年)と2015年(平成27年)の比較

	栄養素	1950年	2015年	2015/1950
ニンジン	鉄分	2	0.2	10.0%
	ビタミンC	10	6	40.0%
ほうれん草	鉄分	13	2	15.4%
	ビタミンC	150	35	23.3%
トマト	鉄分	5	0.2	4.0%
	リン	52	26	50.0%
みかん	カルシウム	29	15	58.6%
	鉄分	2	0.1	5.0%
	ビタミンC	40	33	87.5%

文部科学省日本食品標準成分表より・食品100g中の成分(単位mg)

その理由は、野菜の作られ方にあります。昔の日本の畑では、堆肥が使われていました。肥だめにためたヒトの糞や家畜の糞、枯葉、雑草、藁やもみ殻、生ゴミなどを発酵させて堆肥を作っていたのです。糞やゴミを使うなんて不潔とか言わないでください。

じつはミネラルは、他の栄養素のように作物や家畜の体内で合成することができません。もともと大地にあったミネラルが、作物が育つ過程で取り込まれます。その作物を家畜が飼料として食べることで、肉や卵にはミネラルが含まれるのです。

もちろん、ヒトや家畜の糞にもミネラルが含まれていて、それを堆肥として土に戻すことによって、作物は再びそのミネラルを取り込みながら育ちます。ですから、堆肥はミネラルをリサイクルして使うシステムだったのです。これを継続していれば、ミネラル不足になることはなかったでしょう。

しかし現代の農地では、農薬の蔓延と偏った化学肥料の使用のため、土壌に窒素・リン酸・カリウムの三種類は過剰にあるものの、それ以外のミネラルはすべて減ってきています。

これは日本だけでなく世界中に見られる傾向で、すなわち世界中の食物がいまミネラル不足になっているのです。

昔は大地に豊富にあったミネラルがいまは地球規模で激減し、その瘦せた大地でつくられた野菜や穀類に多種類のミネラルが含まれているはずがありません。

しかも、そうした野菜や穀類を餌とする家畜もまた、ミネラル不足になります。国内でつくられた食物だけでなく、輸入された作物や家畜の肉もみなミネラル不足だとしたら、何を食べても結局はミネラルが不足してしまう結果になります。

また日本では、塩の問題もあります。

一九七一年に食塩の製法として「イオン交換膜製塩法」が施行されました。

この製塩法は海水から塩化ナトリウムのみ（九九パーセント）を抽出し、他のミネラルはほぼ排除した精製塩をつくりだします。塩化ナトリウムのみの塩は工業用には適するかもしれませんが、多数のミネラルがバランスをとりあって体調を維持する人間の健康にはどうでしょうか？

明治時代に施行された「塩専売法」のため、それまでの数十年間、日本人は本来の海水ミネラルを含んだ塩をつくることも売ることも輸入することもできませんでした。ですから、もちろん口にすることもできなかったのです。

かつては「天日干し」でつくられたミネラルたっぷりの塩を摂取してきた日本人は、ここでもミネラル不足になります。

（一九九二年に「塩専売法」が廃止され、二〇〇二年にようやく塩の製造や輸入が自由化されたので、塩の問題は解消できたかのように見えます。現在は選び方によっては多種類のミネラルを含んだ塩を調理に使えますが、塩化ナトリウムのみの精製塩のほうが安いのは変わりません。）

さらに、一九七〇年代から急速に増えたインスタント食品やファストフード、加工食品などには、多すぎる塩分や防腐剤、人工調味料が使用されています。

たとえば、よく使われる食品添加物の一つにリン酸塩（総称）があります。

食品の裏側にある成分表には「膨張剤」「pH調整剤」「乳化剤」などと書かれている成分です。このリン酸塩には体内に入るとミネラルと結びつき、身体の外に排出してしまう作用があります。

私はわかりやすく「農・添・化」と言っていますが、農薬と食品添加物、合成化学物質にまみれた現代の食の環境によって、私たちの身体はますますミネラル不足になっているのです。

この状況で、はたして健康を維持することができるのでしょうか?

ここで、ノーベル賞を二度も受賞されている、米国の量子化学者であり生化学者であるライナス・カール・ポーリング博士の言葉をご紹介したいと思います。

「すべての病気を追求すると、
すべてがミネラルの欠乏に辿り着く。
ミネラルは、単体では有効な働きができない。
人体の健康維持には、
調和のとれた多種類のミネラル摂取が有効である」

バランス生体ミネラルの活用が体に「奇跡」を起こす

ポーリング博士の言葉にあるように、ミネラルは、単一成分だけを補給したのでは栄養素として本来の働きを発揮できません。

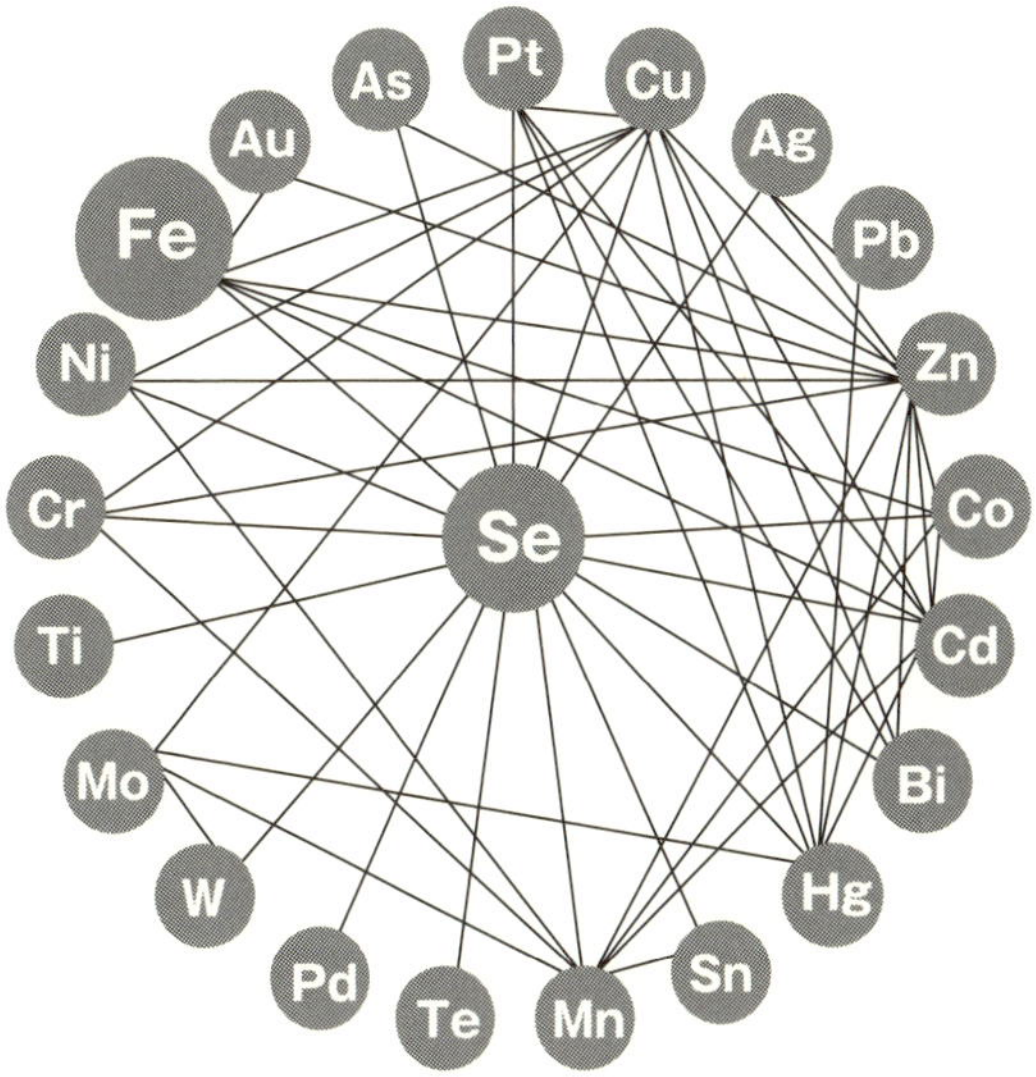

Fe（鉄）一つをとってみても、銅、鉛、亜鉛、コバルト、カドミウム、セレンといった他の元素との触媒作用が働かなければ機能しない。

先にあげたカルシウムとマグネシウムを例にとれば、カルシウム対マグネシウムは二対一の割合で摂取したときに、もっとも効率よく体内で働くといわれています。このバランスを崩して、カルシウムだけ、あるいはマグネシウムだけをたくさん摂りすぎてもダメなのです。

ミネラルはどれも、人間の体

内で相互に補完し合い、協力し合うことで、初めてその力を発揮します。ですから、ミネラルを「本当に摂る」ためにはその「バランス」が大事なのです。

そもそも私たち人間をつくり出したこの地球には、一〇〇種類以上のミネラルが存在します。そのどれもが、何らかの形で私たちの身体に影響しているのです。

ミネラル不足、とくに微量元素の不足が目立つ現代だからこそ、健康維持のためには「多種類のミネラルを、バランスよく同時に摂る」ことが必要です。

ミネラルは毒にもなるが、役にも立つ。その分かれ目がバランスです。

私は、バランスのよいミネラルは「人間にとって重要なカギ」ともいえる栄養素だと思っています。とくに私が推奨する「バランス生体ミネラル」には、必須ミネラルと微量ミネラルを含む三六種類のほか、超微量ミネラルまで数十種類含まれています。

これらのミネラルがバランスよく含まれることで、生体細胞内の電子の働きや酵素を活性化する、神経情報伝達機能をスムーズにする、代謝機能を促進する、デトックス作用を促す、全身の細胞を活性化するといった働きが期待できるのです。

これまでミネラル不足による身体の不調に悩んでいた人からみれば、まさに奇跡のような結果を得ることも可能と思いますし、実際そういうご報告を患者さんからいただいてもいます。

バランスのよいミネラル摂取は、慢性的なミネラル不足からくる身体の不調を緩和し、病気に対する抵抗力＝免疫力を高め、人間が本来そうであるはずの、健康な身体を取り戻すことになると私は信じています。

ミネラルに関する豆知識として、ミネラルの存在を私たちに知らせてくれた尊敬すべき科学者を三人あげてみます。

カール・フォン・リンネ（一七〇七〜一七七八年）

スウェーデンの生物学者および植物学者。「鉱物」という概念を初めて導入した。進化論を説いたチャールズ・ダーウィン（一八〇九〜一八八二年）より百年も前に存在した学者でありながら、著書『自然の体系』の中で、「鉱物と植物と動物」の三界分類と相互関係を明らかにした。現代では「近代分類学の父」と称される。

小籐文次郎《ことうぶんじろう》博士（一八五六〜一九三五年）

Mineralを日本語で「鉱物」と訳した人物。

現在の島根県にあたる津和野藩の藩主の子として生まれ、一八七九年に東京帝国大学理学部を卒業し、ドイツのミュンヘン大学へ留学。その後、一八八四年に東京帝国大学の講師となり、後に教授に就任。地質学の指導的地位にあった。

研究調査した中に活断層の記録があり、それに基づいた「断層地震説」は現在の地震予知の研究に欠かせないものとなっている。

ライナス・カール・ポーリング博士（一九〇一〜一九九四年）

アインシュタインに「稀に見る大天才」と賞賛された世界的天才科学者。

二〇世紀におけるもっとも重要な化学者として広く認められ、量子力学を化学に応用した先駆者で、「化学結合の本性、ならびに複雑な分子の構造研究」により一九五四年にノーベル化学賞を受賞した。

一九六二年には、地上核実験に対する反対運動の業績を認められ、ノーベル平和賞を受賞。他の人物と共有せずにノーベル賞を二度受賞した稀な人物である（ノーベル賞を二回受賞している個人はキュリー夫人など数名のみ)。

多方面にわたる研究者としても知られ、彼自身は分子生物学者、結晶学者、医療研究者とも自身を呼んでいた。さらに無機化学、有機化学、金属学、免疫学、麻酔学、心理学、弁論術、放射性崩壊、原水爆戦争の影響なども究めた。

医学における結晶構造決定やタンパク質構造決定に重要な業績を残し、無機物(鉱物ミネラル)と生物の関連性における研究では、世界で初めて「生物と無生物の間のミッシングリンク(失われた環)」を解明した先駆者といえる。

すべての病気を追求すると、
すべてがミネラルの欠乏に辿り着く。
ミネラルは、単体では有効な働きができない。
人体の健康維持には、
調和のとれた多種類のミネラル摂取が有効である。
Linus Carl Pauling

1章

体に本当に必要なミネラルとは？

五大栄養素の中心はミネラル

私は、診療所を訪れる患者さんたちにあえてこう言っています。

「自分の身体は自分で守ろう。自分の病気は自分で治そう」と。

すると、多くの患者さんは驚かれます。

なかにはキョトンとして「え？　先生が治してくださるんじゃないんですか？」と言われる方もいます。

もちろん、医者の究極の目的は、患者さんの病気を治し、健康を維持していただくことだと思っています。

けれども、医者がどれほど奮闘しようと報われない結果となってしまい、悲しみ嘆かれるご本人やご家族の方々を、私はこれまでたくさん見てきました。

私は山口大学医学部を卒業した後、「医者はどんな患者さんにも対応できなければいけない」との思いから大阪大学医学部付属病院の特殊救急部を勤務先に選びました。

さらに脳神経外科を専門としてからは、阪和記念病院や大阪脳神経外科病院にも勤務しました。

生きるか死ぬかの瀬戸際で運ばれてくる患者さんや、脳手術を緊急に必要とされる患者さんを診療してきたのです。

まだ生命ある状態で病院に運ばれても帰りは死者として無言の帰宅をされる方、半身不随となり自分の足での帰宅は難しくなった方、植物状態となり病院から出ることもかなわなくなった方……。

そうした患者さんを見て、あるとき思ったのです。

「病気になってから医者が頑張っても限界がある……」

「多くの病気の原因は、患者さんの日々の生活習慣にあるわけで、それは医者の力ではどうにもならない」

「患者さん自身で簡単にできる生活習慣の改善法はないか……そうだ、『食習慣』や『運動習慣』の改善指導が必要だ！」

生活習慣病の多くは、強い精神的ストレス、食習慣や運動習慣が原因しています。

脳神経外科の分野においても、外傷以外のほとんどは、強い精神的なストレスの持続や偏った食習慣、少ない運動習慣からきた生活習慣病が原因と思われるものばかり

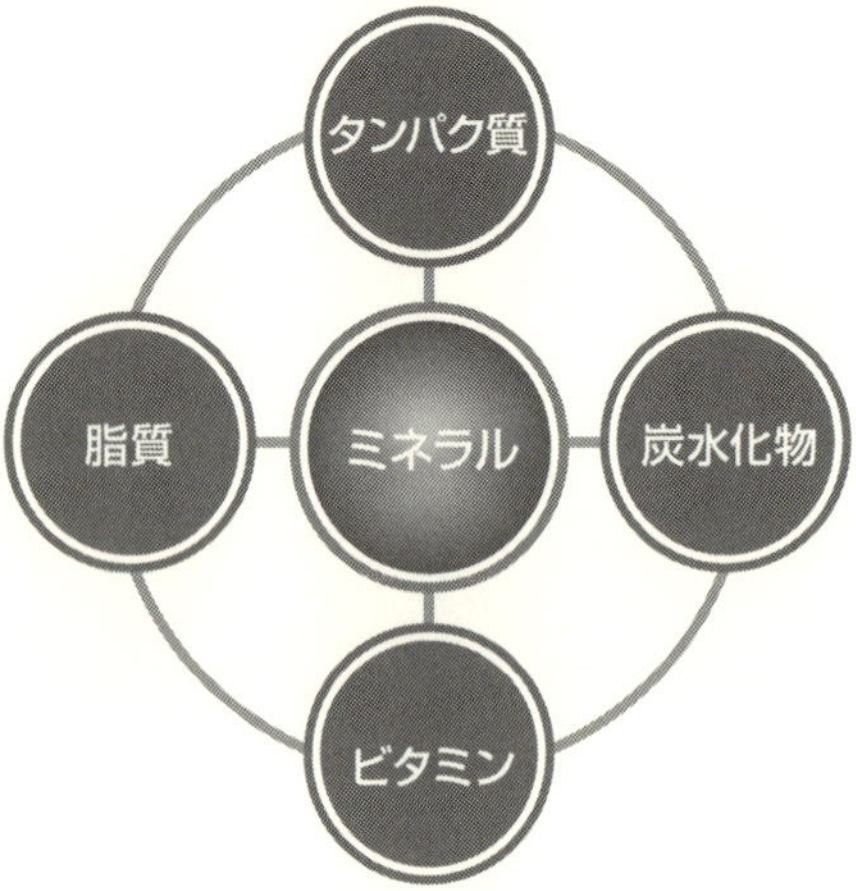

ミネラルは五大栄養素の要

です。

人間の身体には約六〇兆個の細胞があるといわれていますが、その細胞のすべて、脳も内臓も骨も血液もすべてが「口の中に入れるもの＝栄養素」から構成されており、それらは血流に乗って全身に運ばれるのです。

つまり「口の中に入れるもの＝栄養素」から指導していって食生活が改善され、正しい運動習慣を身につけ、全身の血流改善が得られれば、これまで助からなかった患者さんも助かる可能性が出てきますし、そもそも病気を発症しないですむかもしれないのです。

その栄養素の要となるのが「ミネラル」です。

先に五大栄養素として、タンパク質、脂質、炭水化物、ビタミン、ミネラルをあげたのを覚えていらっしゃるでしょうか。

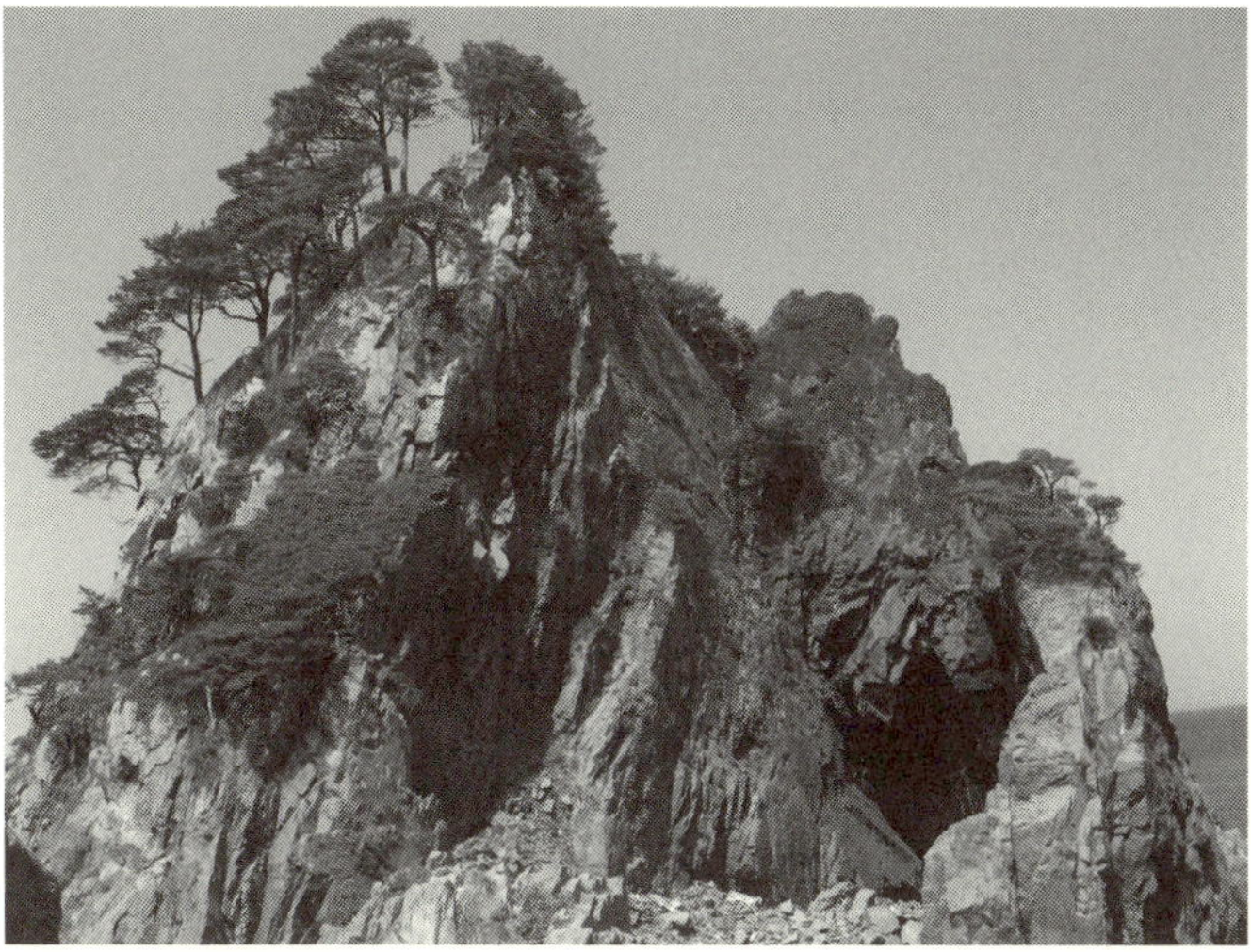

岩場に生える木々

　このうち、タンパク質は主に筋肉など身体をつくる材料に、脂質や炭水化物は主に身体を動かすエネルギーに、ビタミンは身体の調子を整えるのに役立つといわれますが、それはあくまで十分なミネラルが身体に摂取されてのことです。

　他の栄養素をいくらたくさん摂ったとしても、生体組織の構成や生理機能の維持・調節をするミネラルの協力なくしては、それらは体内で効果的に機能しないのです。

　長年ミネラルの研究をすすめてこられた理学博士・川田薫先生の言葉に、こういうものがあります。

　あるとき、三陸海岸を歩いておられた

先生は、崖の岩場に生えている一本の木を発見して驚かれます。

「土がまったくないのに、なんでこんな植物が生えているんだろう?」

「(植物は根から酸を出して岩場の岩石を溶かしている。つまり植物が吸収しているものの正体は)ミネラルだ!」

「(植物がそうならば)石を持ってきてそれからミネラルを引き出したら、(植物だけじゃなく)生きとし生けるものすべてが元気になるすごいものができるに違いない、と思ったわけです」

　川田博士は、東京理科大学物理学科を卒業後、東京大学地震研究所、東京大学物理研究所、三菱金属中央研究所を経て川田研究所を設立されました。そして、科学技術庁の外郭団体「科学技術振興事業団」の「さきがけ研究21」でミネラルの研究を行ない、さまざまなミネラルの作用を発見されています。まさしく、科学者中の科学者であり、ミネラルの専門家でもいらっしゃる方です。

　また、私が推奨するバランス生体ミネラルの生みの親である嶋西淺男薬学士とともに研究をされた方でもあります。

　植物にとってエネルギー源になるはずの土がほとんどなくても、鉱物由来のミネラルをしっかり吸収することで、その木はしっかりと生えて光合成を行なって元気に生きています。

その、ともすれば見過ごしてしまいそうな事実に目をむけられた川田先生の研究者としての視点に感心するとともに、やはりミネラルの大切さを教えてくれるエピソードだと思います。

「口の中に入れるもの＝栄養素」の中でも、ミネラルはもっとも要になる栄養素だと言って間違いはないでしょう。

体内でさまざまな働きをするミネラル

人体の約九六パーセントは、酸素・炭素・水素・窒素の四元素で構成されています。五大栄養素のうち、タンパク質、脂質、炭水化物、ビタミンの四栄養素も、この四元素でつくられています。

残り約四パーセント、このわずかと思える割合の中に、数十種類を超えるミネラルが存在し、それぞれの役割に従って身体の機能を調節して私たちの健康を維持しているのです。

では具体的に、ミネラルが私たちの体内でどういう働きをするか、主立ったものをあげてみましょう。

ミネラルの主な働き

■生命のカギとなる酵素を助ける

私たちの体内には五〇〇〇種類以上の酵素があるといわれています。

酵素は、体内で行なわれる化学反応の触媒となる物質で、消化や吸収、エネルギーの生成、皮膚や臓器の新陳代謝などさまざまな生命活動を活性化させています。

酵素は体内でつくられますが、その半数以上がミネラルとタンパク質との複合構造体です。つまり、ミネラルがないと多くの酵素をつくることも、活性化させることもできません。

■体の組織の成分となる

ミネラルは、骨、歯、血液など、身体のさまざまな組織の成分になります。

■ホルモンをつくる

細胞内でホルモンをつくる際には、その材料となるタンパク質や脂質などとともに、ミネラルが必要になります。

■細胞を助ける

人体の約六〇兆個の細胞一つひとつが栄養分を吸収し、老廃物を排出しています。ミネラルは細胞の浸透圧作用を調整し、この働きに不可欠といわれています。

■ほかの栄養素を助ける

ビタミンはミネラルの助けがなければ、身体に吸収されることができません。また、体内でもミネラルがないとその機能を果たすことができません。

さらに、タンパク質、脂質、炭水化物などの栄養素も、ミネラルと結合することで効率的に吸収されやすくなります。

■神経伝達を助ける

たとえば、ミネラルの一つであるカルシウムは脳の神経伝達物質に関わり、イライラや興奮、緊張の緩和に役立ちます。亜鉛は、集中力や記憶力といった脳の働きを高めます。また、マグネシウムは筋肉の緊張を緩和し、正常な神経伝達を助けます。

■ｐｈを弱アルカリ性に保つ

人間の体内のｐｈは七・三くらいの弱アルカリ性を保つのが良好な状態とされています。酸性の物質が体内に入ると、カルシウム、マグネシウム、カリウム、ナトリウムなどのアルカリ性のミネラルが中和します。

酵素を助け、酵素にもなるミネラル

ミネラルは体内酵素の働きを助けるとお話ししましたが、ここでもう少し酵素とミネラルの関係について見ておくことにします。

一般に「酵素」というと、発酵食品に含まれるものというイメージはあっても、それが体内に数え切れないほど存在して、私たちの体調を整えているとはなかなかイメージできないかもしれません。

血液に関する研究や見識で造詣の深い、健康研究機関のコンサルタントである緒方智弘先生のお話によると、体内酵素には消化・代謝など、さまざまな役割のものが約五〇〇〇種類もあり、ヒトの生命はこの酵素があってこそ成り立っているといいます。そのうち二～三割が消化活動に使われ、残りの七～八割が生命活動に使われます。

さらに農・添・化（農薬・添加物・化学物質）の分解・解毒にも酵素は使われます。現代人の体には歴史上もっとも多くの農・添・化が摂り込まれていますから、それらを消化・分解・解毒するために酵素を使いすぎているそうです。

しかも、体内でつくられる酵素は加齢によってもどんどん目減りしていきます（二五～二六歳をピークに減少していくようです）。

こうして減少してしまう酵素を補うには、何より体内酵素の材料をしっかり摂ることが大事になるのです。

さあ、ここでミネラルの出番です。

酵素の主な材料はタンパク質ですが、そこにミネラルが加わらないと酵素として働けないものが多いのです。よく「鍵と鍵穴の関係」にたとえられますが、酵素は特定のミネラルと組んだときにはじめて働くものが数多くあります。

酵素を助ける主なミネラルとして、マグネシウム、亜鉛、鉄、銅、マンガン、セレンなどが挙げられますが、なかでもマグネシウムや亜鉛はそれぞれ数百の酵素を助けるといわれています。

たとえばマグネシウムは、身体のエネルギー源となるＡＴＰ（アデノシン三リン酸）と結びつき、ＡＴＰアーゼという酵素を助けています。

一つの酵素は一つの働きを担っていますが、ミネラルの不足で働けない酵素が増えてくると、「どうも体調が思わしくない」「とくに理由はないはずなのにしんどい」と感じることが増えてくるでしょう。

酵素の産生が活発な二十代であればともかく、それ以上の責任世代になったら、酵素の活性化のためにも多種類のミネラルを摂る必要があるのです。

他種のミネラルとの相互作用で効果は異なる

先に、ミネラルは多種類を「同時に」摂取したほうがよいとお話しました。なぜだと思いますか。

ミネラルの働きはたいへん複雑ですから、簡単に説明しきれないこともありますが、ミネラルの「拮抗作用」と「協力作用」を知っておくとわかりやすくなります。

ミネラルの「拮抗作用」とは聞き慣れない言葉かもしれませんが、この場合は「体内で、お互いの効果を打ち消し合うように、二つのミネラルが同時に働く」といった意味です。よく知られているのは、ナトリウムとカリウムの拮抗作用です。

ナトリウムは体内で血圧を上昇させますが、カリウムはそのナトリウムを排出し、血圧を下げます。この働きがあることで、血圧のコントロールがしやすくなるのです。

ナトリウムとカリウムの摂取比率については、一対一が望ましいとされています。ですから、ナトリウム（塩化ナトリウムは食塩です）の摂りすぎに気付いたら忘れずにカリウムを含む食品を摂るようにする、といった細かいケアが、日々の健康を支えていくことになります。

プロローグでもとりあげたように、カルシウムとマグネシウムにも拮抗作用があります。この二つのミネラルが作用し合うことで骨や歯の強化に役立つことはよく知られていますが、それだけではありません。

たとえば、カルシウムは筋肉を収縮させる働きをしますが、マグネシウムがその調整をしているのです。このためマグネシウムが不足すると、筋肉の収縮がスムーズに行なわれなくなり、痙攣が起こったり足がつったりします。

カルシウムとマグネシウムの摂取比率については二対一が望ましいといわれます。

じつは、この二つのミネラルにリンも加わると、拮抗作用はさらに複雑になります。リンは、バランスよく摂取するとカルシウムとともに骨や歯の形成に役立ちますが（リンとカルシウムの比率は一対一の比率が望ましいとされています）、摂りすぎるとカルシウムと一緒に体外へ排出されてしまい、カルシウム不足を招くことになります。


じつは、ミネラルの相互作用には拮抗作用だけでなく、協力作用もあります。これは読んで字のごとくで、お互いの働きで効果が増すことです。

たとえば銅は、ヘモグロビン合成のために鉄を運ぶ役割を引き受けています。貧血といえば鉄、と私たちは考えがちですが、裏方として銅の働きも大切なのです。

このように、私たちの体内ではさまざまな種類のミネラルが複雑に影響し合いながら働いています。ですからミネラルを摂るときは、どの種類のミネラルが不足しているか、どの種類のミネラルが過剰になっているかをチェックして摂るのがいちばんですが、そんなことはほぼ不可能です。

まちがいないのは、できるだけ多種類のミネラルが自然の働きでバランスよく含まれているものを摂取することです。私は、そうした条件を満たすミネラルを「バランス生体ミネラル」と呼んでいます。

体内に蓄積された有害物を排出するキレート作用

ミネラルのもう一つの働きとして、「キレート作用」があります。

キレート（chelate）とはギリシア語で「蟹の爪（chele）」の意味で、キレート作用とは蟹の爪が物を挟み込むように、ミネラルが金属イオンを中心に分子を捕らえて包み込み配位結合する働きのことです。

バランス生体ミネラルはこのキレート作用がきわめて高いのです。ですから、体に有害な農薬や化学物質があると、それらと結びついて無害化し、体外に排出してしまいます。

キレート作用は体内だけでなく私たちが普段口にしているものでも確認することが

できます。とくに化学物質的なものが多く含まれる食品では顕著に表われます。このことが一目瞭然の実験があるのですが、その実験については後述いたします。

バランス生体ミネラルのこうしたキレート作用は、食品添加物が入っている食品でも起こることがあります。たとえば、みなさんは「中華料理店シンドローム（症候群）」という言葉を聞いたことがありますか？

中華料理にたくさん含まれている（とされる）うまみ調味料や塩分、油分を過剰摂取したために、食後に頭痛、発汗、顔面の紅潮、喉の灼熱感などの症状が起こることをいいます。重症の場合は、動悸、息切れ、胸痛をともなう場合もあります。

中華料理でなくても、食品添加物や多すぎる塩分、油分は手軽に手に入る食品にもたくさん含まれています。たとえば外食やコンビニ弁当、冷凍食品、インスタント食品などの多くにはそれらが少なからず含まれているといっていいでしょう。そうでなければ、一日前につくられたサンドイッチの野菜や卵がまったく変質しないことはないでしょう。

もちろん、買ってから何日経っても、レンジにかけたり、お湯を注いだりするだけで食べられるのは便利ですが、くれぐれも食品添加物が入っていることを忘れてはいけません。

現代社会に住む私たちは、もうこれらを利用せずに生きていくのは実質的に不可能です。けれどミネラルのキレート作用を利用すれば、たとえ体内に過剰な化学物質が摂り込まれても体外に排出することができます。とくに、キレート作用が高いミネラルならば安心です。バランス生体ミネラルもおすすめです。

海洋深層水や植物ミネラルに含まれるミネラルのバランスは？

ところで、ミネラルは本来、鉱物のことをいいますが、一般的に販売されているミネラルドリンクやサプリメントには、海洋深層水や植物由来のミネラルが含まれていることが多いようです。

では、それらのミネラルバランスはどうなっているでしょうか。海洋深層水は一時ブームとなりました。塩の自由化についてのところでも述べましたが、海水にミネラルが含まれているのは確かです。

しかし、その成分割合には問題があります。人体にとってはナトリウム分が多すぎて偏っているからです。その塩分を除去した場合は、いったいどのくらいの微量元素が残っているでしょうか。

海洋深層水をどの海域から取っているかにもよりますが、現在問題になっている海洋汚染（農薬や重金属の量など）も気になります。

では、植物から抽出したミネラルはどうでしょう。植物は根から強酸を出し、鉱石を溶かしながらバクテリアを利用してミネラル分を吸収します。その鉱石がミネラル分を多く含んでいるならば、ミネラルの量も豊富になりそうですが、ここでちょっと考えてみてください。

植物の重さは、人間と比べて何分の一でしょう？　じつは、植物が吸収するミネラルは、植物自体が生存するために必要なミネラル分しか吸収しないのです。しかも植物は、その種類によっては「偏ったミネラル」をためていることが多いのです。

たとえばホウレン草なら鉄分中心、お茶の葉であればマンガン中心といった具合です。そうした植物から人間が必要とするミネラルをバランスよく適量摂ろうと思ったら、植物の種類や量をかなり綿密に調整しなければならないでしょう。そんなことを毎日やるのは、とても現実的ではありません。

また、いま流通する野菜は、窒素・リン酸・カリウムといった化学肥料の乱用で大地が痩せているため、生育過程で吸収できるミネラルの種類も量も限られています。そんな野菜でバランスよくミネラルを摂取するには、たいへんな努力がいりそうです。

多種類のミネラルをバランスよく摂るために

そもそも、私たちの身体に必要なミネラルの種類や量の目安はどのようになっているのでしょうか。

健康維持に必要といわれる必須ミネラル一六種類のうち、体内に多く存在する七種類のミネラル（カルシウム、リン、カリウム、イオウ、塩素、ナトリウム、マグネシウム）を「主要ミネラル（多量ミネラル）」といいます。

そして、それ以外の量の少ないミネラルを「微量ミネラル」といいます。

厚生労働省作成の「日本人の食事摂取基準（二〇一五年版）」では、一日の必要量が一〇〇ミリグラム以上のミネラル（多量ミネラル）として、ナトリウム、カリウム、カルシウム、マグネシウム、リンの五種類をあげています。

一日の必要量が一〇〇ミリグラム以下の微量ミネラルとしては、鉄、亜鉛、銅、マンガン、ヨウ素、セレン、クロム、モリブデンの八種類をあげています。

これほどたくさんの種類のミネラルを、毎日の食事から摂るのはかなり大変だ……と感じる方も多いのではないでしょうか。しかもいま、普通にスーパーマーケットやコンビニエンスストアで手に入る食材の多くからは、ミネラルが失われているのです。やはり食事に加えて、さらにバランスのよいミネラルを摂る必要があります。

しかし、海洋深層水や植物由来のミネラルでは、ミネラルのバランスが偏っている場合があります。それで、安心して患者さんにも勧められるミネラルはないだろうかと探していて出会ったのが日本の鉱物から抽出された「バランス生体ミネラル」です。

次頁の表を見るとわかりますように、バランス生体ミネラルの場合、多量、微量、超微量の単位でミネラルが豊富に、バランスよく含まれています。表には主な三六種のミネラルがあげられていますが、このほか多くの超微量元素も含まれていて、私たちの身体の約六〇兆の細胞を活性化させるために必要なミネラルがバランスよく含まれ

【バランス生体ミネラルの含有元素】

カルシウム(Ca)	コバルト(Co)	ランタン(La)
カリウム(K)	ヨウ素(I)	ロジウム(Rh)
ナトリウム(Na)	セレン(Se)	スカンジウム(Sc)
マグネシウム(Mg)	モリブデン(Mo)	ホウ素(B)
鉄(Fe)	リチウム(Li)	セシウム(Cs)
亜鉛(Zn)	ニッケル(Ni)	プラセオジム(Pr)
硫黄(S)	アルミニウム(Al)	ジスプロシウム(Dy)
銅(Cu)	チタン(Ti)	イットリウム(Y)
マンガン(Mn)	ビスマス(Bi)	タングステン(W)
リン(P)	ストロンチウム(Sr)	ケイ素(Si)
クロム(Cr)	アンチモン(Sb)	ゲルマニウム(Ge)
バナジウム(V)	バリウム(Ba)	サマリウム(Sm)

その他、多くの微量元素(有害な重金属は一切検出不可域)

ています。まさに「生命の核」となるミネラルなのです。

毎日の生活の中でバランス生体ミネラルを摂るためには、体内に摂り込みやすい形のものを選ぶことが大切です。何事も続かなければ効果は期待できないからです。

私は、その点、バランス生体ミネラルを水に溶かしたバランス生体ミネラル水を食事に取り入れるのが、いちばん効率がよいと考え、患者さんにも推奨しています。

「口の中に入れるもの」こそが身体をつくり、日々の健康を支えてくれます。五大栄養素の要であるミネラルをバランスよく摂ることは、より健康な身体づくりをサポートしてくれるでしょう。

コラム　ミネラルと水の深い話──ミネラルの大きさと構造

ミネラルを長く研究されている川田薫先生のお話の中から、ミネラルやミネラル水をより深く理解するためのお話を整理してご紹介します。

石からミネラルを引き出す、という着想を得られた川田先生は、まず大陸をつくり出している岩石について考えられたそうです。

岩石は場所によっていろいろな種類があり、それぞれの岩石から抽出した溶液は異なる特性をもっていました。その特性とは、「大陸…花崗岩→生理活性」「海底層…玄武岩→界面活性」「マントル…かんらん岩→水の浄化」です。

「鉱物のことを英語でミネラルといいます。元素ではありません。元素はエレメントといって区別します。私がこれから言うミネラルとは全部鉱物のことです。岩石というのは、いろんな鉱物の集合体なんです。鉱物の超微粒子の大きさがどのくらいかというと、花崗岩から抽出した溶液の特性が生理活性ということであれば、（酵素の）触媒として働いているに違いないわけで、触媒ならば、鉱物の大きさは、どんなに小さくても一ナノより大きくて、五ナノより小さい、ということが瞬時にわかります」

その後、先生はご友人の協力を得て、試行錯誤をくり返しながらも、鉱物の超微粒子撮影に成功されます。

「撮ってみたら平均粒径が二ナノでしたから、どんぴしゃり。じゃあこの一個一個の玉（微粒子）の中はどうなっているんだろうと、これを今度は考えるわけです」

岩石をつくっている鉱物はシリケート正四面体といい、正三角形が四面ある形をしています。四つある頂点にそれぞれ酸素がきて、中心はケイ素（SiO_4）です。この頂点を何個共有するかでどこにどんな元素がくるかが一義的に決まり、正四面体が骨格となって、種々の元素を身にまといながら平面的・立体的に繋がっていきま

地球岩石の分布構造

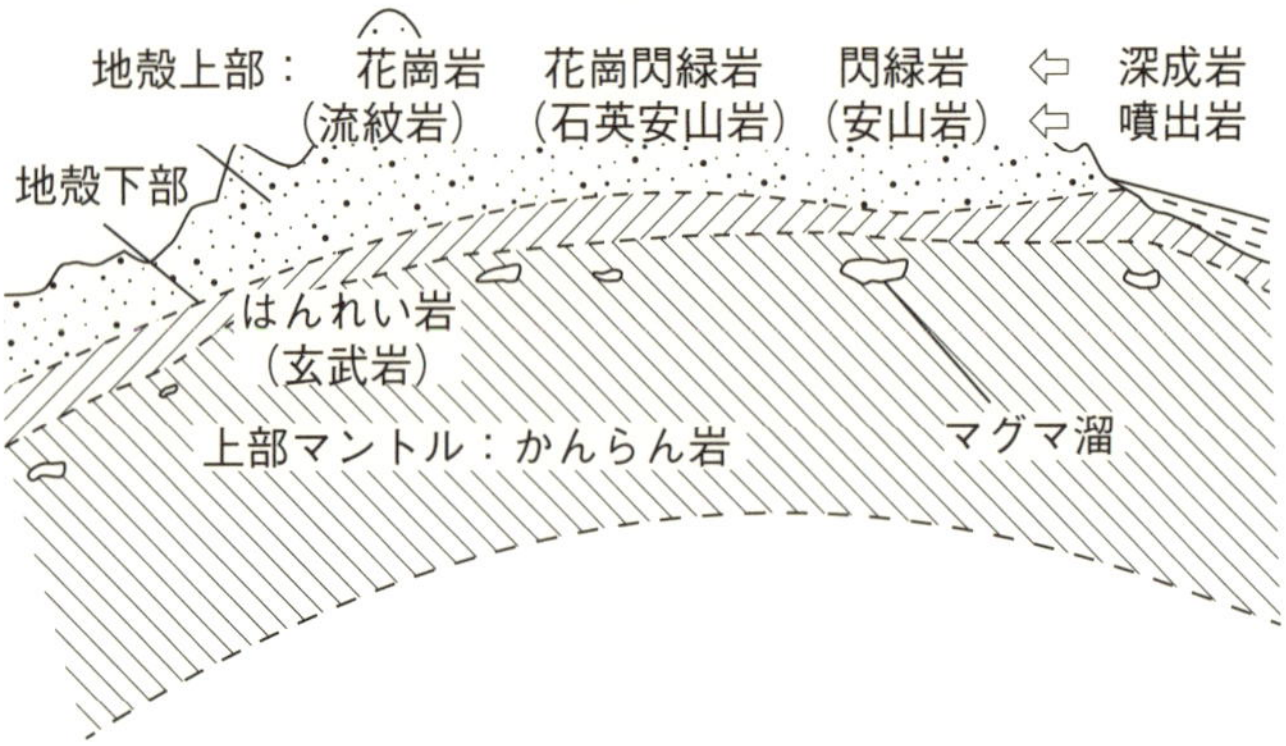

す。

「では二ナノの粒子の中に、この正四面体骨格のものが何個入っているかというと、二四〇～二五〇個も入るんです。しかも、七一種類もの元素が含まれている。（全原子数の八〇パーセントが表面に出ているため）この小さな粒子にはものすごい触媒能があるのです」

ヒトの体内には五〇〇〇種もの酵素があるといわれていますが、どの段階でどういう酵素が必要か、どの酵素を活性化させるのにどの元素が必要かというのは、まだ全然解明されてはいないのです。

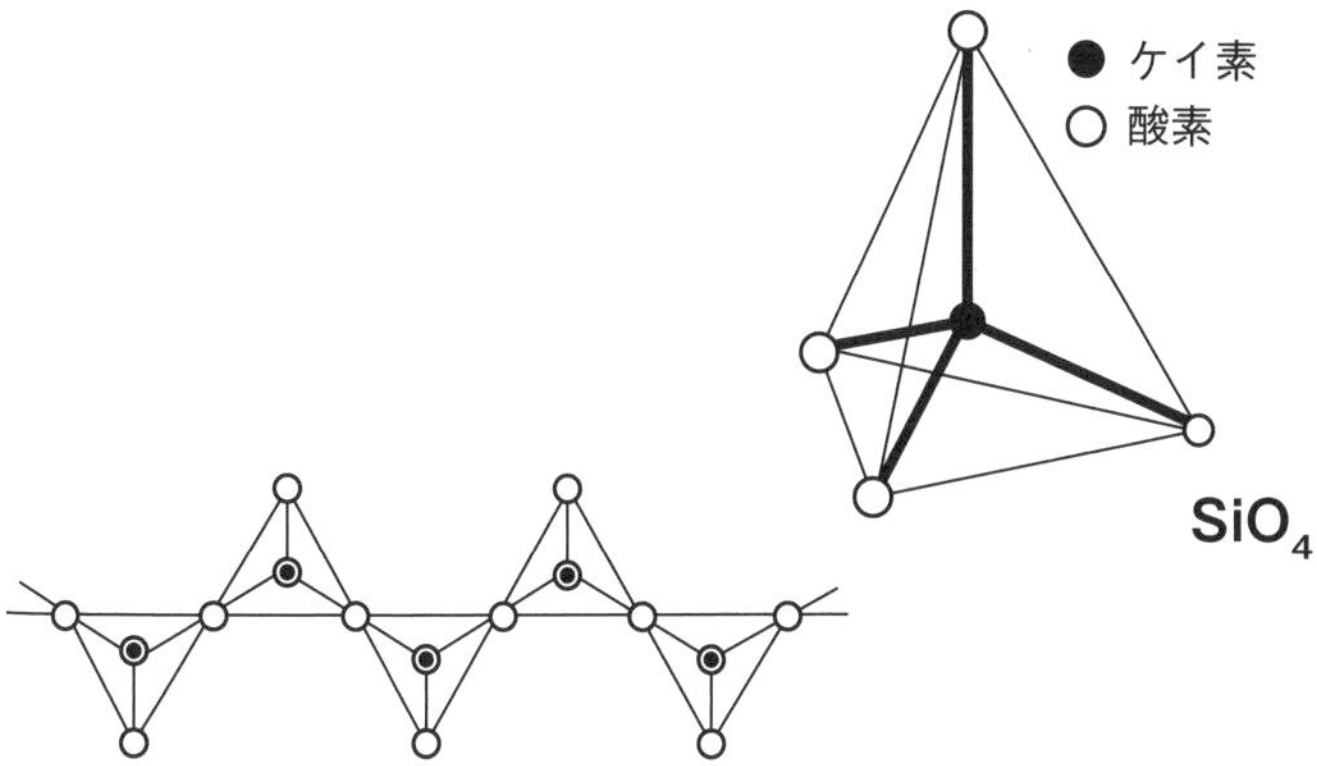

シリケート正四面体

「これ（二ナノの粒子）が生体の中に入ったら、その場その場で選択的に利用してもらうしかないわけです。だから構造体に配している元素群が多いほうがいいわけです。

しかも、この構造体に配している元素は生体には無害なんです。単体で取り出したら害になるものでも、この構造体に配してあれば無害。自然界というのはよく出来ているんです」

ミネラルの触媒としての素晴らしさがよくわかりました。

2章

バランス生体ミネラルこそ最強の健康応援団

最強のバランス生体ミネラルは日本の黒雲母花崗岩から得られる

1章では、多種類のミネラルをバランスよく摂るのに適しているのがバランス生体ミネラルであると述べましたが、そんなミネラルはどこにあるのでしょうか。

まずは、太古の地球の姿をイメージしてください。それは、地球上の大陸が一つの巨大な大陸だった超大陸パンゲアが分裂を続け、ようやくいまある大陸の形を見せ始めた白亜紀（約一億四五五〇万年前～六六〇〇万年前）の頃の地球です。

大気は暖かく、植物はそれまでの裸子植物（シダなど）に代わって花の咲く被子植物（モクレンなど）が登場し、地上では有名なティラノサウルスやトリケラトプスといった巨大恐竜が闊歩していた頃です。

その頃、海に囲まれた日本付近では、海底火山の隆起によって、新しい陸地が創造されていきました。古代の太陽が輝く中、火山の熱で沸く海から立ち上がった陸地につくられたのが花崗岩です。

花崗岩は、地下深くにあるマグマが数十万～数百万年もの長い時間をかけてゆっくりと冷えていくことで形成された深成岩です。急激に冷えて固まる火山岩とは違い、適度な熱とさまざまな鉱石との化合で圧縮されるため、多くのミネラルをその中に含んでいます。

花崗岩はもちろん日本だけでなく、地球全体にわたって存在し、大陸の地下に幅広く埋もれています。しかし、バランス生体ミネラルの生みの親、嶋西浅男薬学士は、アメリカのユタ州、中国、インドなど世界中の鉱石を調べた結果、もっともミネラルの吸収性がよく安定性にも優れ、人体にとって成分的に調和が取れている原料鉱石は、日本国内の「黒雲母花崗岩（Biotite Granite）」であることを突き止めました。

ですから、バランス生体ミネラルは、国内で採掘した黒雲母花崗岩を原料としています。

黒雲母花崗岩は、石英、カリ長石、斜長石といった無色の鉱物が九割を占め、残りの一割くらいが有色鉱物の黒雲母です。雲母はキラキラと輝くため、「きらら」という別称もあります。

黒雲母の「Biotite」という名前には「生命」を意味する「bio」が含まれていますが、古代中国では雲母のことを「命の石」と呼び、仙人の食べ物ともいわれたそうです。黒雲母とそれを含む石が、生命にとって大切な石であり、ミネラルの豊富な薬石であることが、昔の人には経験上わかっていたのかもしれません。

「バランス生体ミネラル」と呼ばれるゆえんも、このような黒雲母花崗岩を原料としているからなのです。

バランス生体ミネラル水の健康作用

バランス生体ミネラルには、他にも「複合ミネラル」、「鉱物ミネラル」、「微量金属ミネラル」、「微量元素ミネラル」などさまざまな呼び名がありますが、このミネラルを黒雲母花崗岩から抽出する製法を開発したのが嶋西淺男先生です。

嶋西先生は一九二六年生まれで、現在の大阪大学薬学部を卒業された薬学士であり、薬剤師の国家資格をお持ちです。住友商事を経て、中国薬石の研究をきっかけに鉱物ミネラルの研究開発を行なうようになられた先生は、特殊な抽出方法を用いて、農業（土壌改良）、環境（放射性排水処理）、健康（塩素除去システム）の応用に成功し、その成果は広く海外でも採用されています。

医学界においても、鉱物抽出ミネラルの研究論文の多くは嶋西先生の研究に由来します。中国、ブラジル、インドをはじめとする世界中の研究者からの引き合いも多く、第二世代のために技術指導を行なわれました。

バランス生体ミネラルが誕生したのも、嶋西先生の研究のおかげと感謝しています。


さて、バランス生体ミネラルを、飲みやすい水の形（ボトルドウォーター）にしたものが「バランス生体ミネラル水」です。

まず、黒雲母花崗岩の中からミネラル分のみを抽出するために、食用の酸を使用します。ミネラル分を抽出する段階では専用のタンク式攪拌機を使い、温度や時間、タイミングを計り、ミネラルが一定の配分率と濃度になるよう調整します。

その後、熟成期間を経て、濾過作業に入ります。濾過作業は十数工程あり、クリーンルームの中でさまざまな工夫がなされます。

バランス生体ミネラル水は、口から普通に飲むことで、地球の構成元素の配分比率とほぼ同じ状態で三六種類のミネラルを体内に摂り入れることができます。

製品の検出不可域まで入れれば、人間にとって必要な六〇種類以上の元素がすべて確認されています。分析技術の進歩を含め今後の研究が進めば、地球にあるのと同じ一〇〇種類以上の元素が確認できる可能性があると考えています。

先に、バランス生体ミネラルが「生命の核」となるミネラルであると述べましたが、それは多数のミネラルが調和を保って含まれているためです。これを体内に摂り入れることで、身体を整えることができます。

バランス生体ミネラル水の飲み方としては、従来は健康な方であれば、一日に体重の〇・〇五パーセントの量（体重六〇キログラムの方なら三〇ccくらい）を摂るよう、私の診療所では指導してきました。

しかし現代の食生活を考えると、健康な方でも一日六〇cc程度は必要でしょう。スポーツ選手や肉体を使う仕事の方はさらに多めにお飲みになるとよいでしょう。

実際に体験した方からは、「疲れにくくなった」「体力がついた」といった声をよく耳にします。

ＱＯＬ（Quality Of Life）は日本語にすれば「生活の質」という意味ですが、これを向上させるのに役立つのがバランス生体ミネラル水なのです。

老若男女どんな人でも、まだ病気とはいえない状態でも、「疲れたな……」「しんどいな……」と感じながら毎日を暮らすのは、たいへん辛いものです。東洋医学でいうところの「未病」という状態です。予防医学の観点からいえば、この段階での対処が大事なのです。

病気ではないのですから、薬に頼るという訳にもいきません。薬もまた偏ったミネラルのようなものですから、無理に摂れば本当に病気になりかねません。しかし、バランスのとれたミネラルが配合された水であれば、身体にとって必要なミネラルだけが吸収されて身体を活性化し、不必要なミネラルは排出されますから、何の心配もなく口に入れて健康増進を図ることができます。

「見えないチカラ」で飲む量がわかる?

「バランス生体ミネラル水って、私の適量はどれくらいでしょうか?」とよく聞かれます。

「一日に体重の〇・〇五〜〇・一パーセントの量（健康な方の場合）」という目安はありますが、年齢や体重によって、またその人ごとの環境や、抱えている身体の悩みの違いによって異なります。

そこで、バランス生体ミネラルを摂取している方から聞いた、ある興味深い方法をご紹介しましょう。

名付けて「見えないチカラの実験」です。

①初めて飲む人または飲む量を知りたい人（A）は、横線の前に両足を揃えて立つ（図1）。このとき、協力者（B）は少し後ろに立つ。

Aは、Bの拳を下から包むように握る（図2）。

Bは握られた拳を押し下げる（図3）。（このときあまり急激に力を加えると、Aの腰に負担がかかりますので、ゆっくり優しく力を入れてください。万一に備えて左手で支える準備だけしておいてください）

Aは（たいていの場合）ぐらつく（図4）。ぐらつき方の程度で、現在の身体の「調和度」がわかる。（Aは、無理に力む必要はありませんが、身体が曲がらないように、一本の棒のようなイメージでまっすぐ立つようにします）

見えないチカラの実験

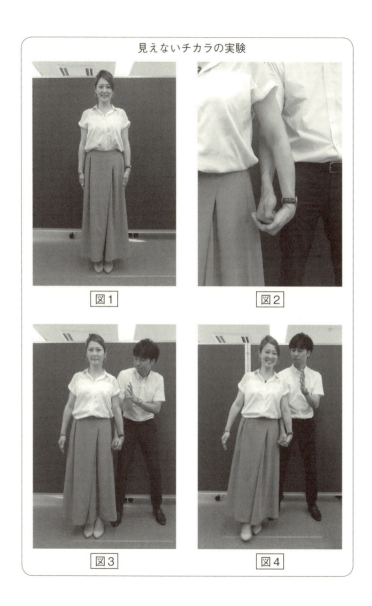

図1

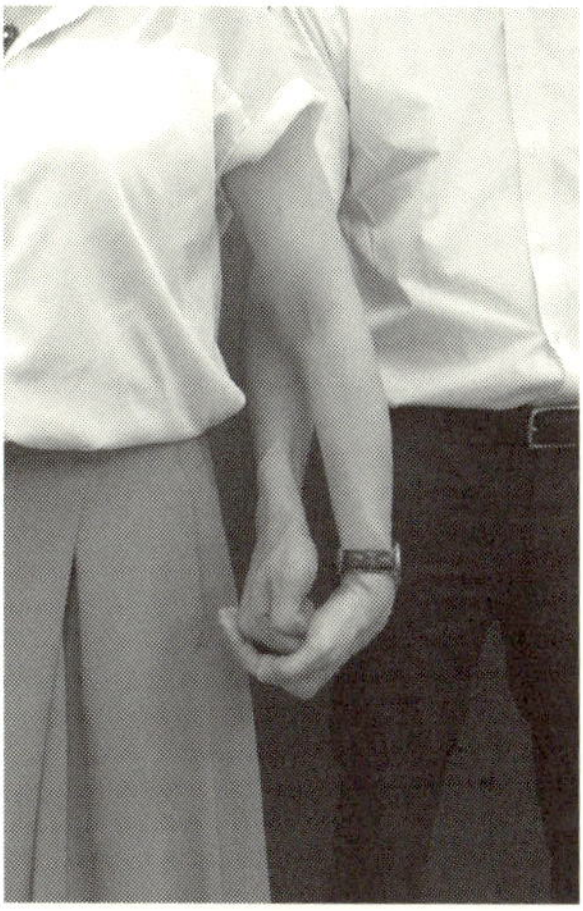

図2

図3

図4

②Aにバランス生体ミネラル水を三〇cc飲んでもらう。初めての人は、チェイサーとして水を少し飲むとよい。
③一分間待つ。一分待つ間に、バランス生体ミネラルが身体全体に到達する。
④再度、同じやり方で調和度を測定する。
バランス生体ミネラル水を飲む前より飲んだ後のほうが、見えないチカラで体を支えられるようになり、ぐらつかないなら、Aにとっては三〇ccが一日の適量となる。

(もし測定前に飲んでいたら、その量プラス三〇ccが適量です。たとえば朝に三〇cc飲んでいたら、六〇ccが適量となります)
⑤もしまだ不安定でぐらつくようなら、もう三〇cc飲んでみる。
⑥一分後に再度測定する。
⑦大分安定したなら、Aの適量は一日四〇~六〇ccでよい。
前回と安定度が変わらないなら一日三〇ccでよい。
(すでに朝と測定で六〇cc飲んでいる人は、七〇~九〇ccが適量となります)
この測定は、頭で考えるよりも、まずは試してみることをお勧めします。
おそらくは、神経伝達機能が素早く向上するために、身体がぐらつかなくなるだろうと思われますが、実際にこの実験を体験すると、バランス生体ミネラルの「見えないチカラ」にビックリすることが多いようです。

測定により、自分の適量がわかったなら、その量を摂るようにします。

精神面でのメリットがある？

もう少しビックリする話を続けましょう。

このところの夏の暑さは異常だと、みなさん感じませんか？

そんな中でスポーツの練習をするのは、本当に過酷です。体力を保つのもそうですが、気力を保つのも大変です。とくに陸上競技のように、短い時間内に集中力を発揮しなければならない競技は大変だろうなと思います。

ところが新潟県のある公立高校の陸上部は、暑さの厳しい七月の大会で、部員二〇名のうち、なんと一四名が自己新記録またはシーズンベストを出したというのです。

一つの高校の記録ではありますが、これはまさに奇跡的なデータです。

その彼らのメンタルを支えたのが、バランス生体ミネラル水だったようです。

彼らの監督の指導は、昔とは大違いで、必要なだけミネラル豊富な水分を選手たちに与えることでした。バランスがとれているミネラルの中のカルシウムやマグネシウムは、神経情報伝達をスムーズにすることでイライラを抑え、精神の安定に役立つといわれています。その影響で、選手たちはリラックスして競技に臨むことができ、実力を遺憾なく発揮できたのだろうと思われます。

私の行なっている予防医療には、心のケアも含まれています。ですから、私が二〇一一年にオープンした予防医療の総合施設では、患者さんの心のケアをするためのフロアが設けられています。

意識的にせよ無意識的にせよ、何らかの精神的ストレスを打ち消すことで、細胞が影響を受けることがわかっているからです。

ストレスを軽減し、普段からよく「笑う」ことを心がけることで、ナチュラルキラー細胞が活性化し、がん細胞でさえも減らしたケースがあることは、みなさんもお聞きになったことがあるのではないでしょうか。

私のメンタルケアの基本は「ニコニコ」、つまり「笑い」です。面白いものを見て笑っていただくもよし、作り笑いを浮かべるのもよしですが、問題は病気を抱えている患者さんの心は不安定で、笑ってみようという気持ちにまずなれないことなのです。

そんなときに、後押しをしてくれるのがミネラルであると感じています。というのも、ミネラルをバランスよく摂るようになった患者さんから、

「前向きになった」

「意欲が湧いてきた」

「気がついたら笑っていた……」

など、精神的にプラスになったという声をよく聞くからです。

そうした患者さんは、ミネラルを摂ること以外の療法にも真剣に取り組んでくださいます。その結果として、難病から立ち直っていかれる方がいるのも事実です。

もちろん、バランス生体ミネラル水は薬ではありません。しかし、このミネラルを摂ることをきっかけにして、普段の生活習慣の改善や運動といった「やったほうがよいのはわかっているけれど、その気力が出ないこと」に取り組むようになった方も多いのです。

さらに、ストレスをためない工夫にも取り組めば、それらが相乗効果となって、生

体機能によい影響を与えていくと思えるのです。

キレート作用もすごい?

1章でもご説明しましたが、「蟹の爪が挟み込むように、金属イオンを中心に分子を捕らえ包み込んで配位結合する働き」のことをキレート作用といいます。

このキレート作用を、ご家庭で簡単に調べる方法があります。

淹れたてのお茶に、バランス生体ミネラル水を一〇ccほど混ぜてみてください。透明なグリーンのお茶の色が、黒っぽく変色するはずです。これがミネラル水によるキレート作用です。

バランス生体ミネラルには、偏ったミネラル分を結合・凝固させることでその液体や物体の中のミネラルの調和を図る働きがあるのです。

この実験でいえば、お茶(茶葉ではなく浸出液)には多量のカテキンやタンニン、そしてミネラルの一つであるカリウムなどが含まれているため、バランス生体ミネラルによって、このような現象が起こったのです。

　バランス生体ミネラル水自体は、調和の取れた状態を保っているため、原則は無色透明です。しかしそこに余計なものや余分なものが混入すると、調和を乱すものとしてミネラルの元素が結合し、凝固させ、身体に吸収されにくくします。

「余計なもの」とは、たとえば水道水の中の塩素やトリハロメタン、硝酸性窒素などの農薬がそれにあたります。また、多すぎる単一ミネラル、偏った元素、または人体に悪影響を及ぼす量の重金属も、それにあたります。

　バランス生体ミネラルは、これらと結合し、沈殿させます。

　もう一つ、簡単にできる実験があります。

　どの家庭にもおそらくあると思われるうまみ調味料を、耐熱性の透明なグラスに入れたぬるま湯に溶かし、そこへバランス生体ミネラル水を入れてみます。

　すぐに白く濁ることと思います。そうして一時間ほど経過すると、乳白色のものが底に沈殿しているのがわかります。これが、ほとんどのうまみ調味料に含まれているグルタミン酸ナトリウムなどの化学物質とミネラルが結びついたものです。

　バランス生体ミネラルのキレート作用は、粒子の小さい化学物質ほど起こりやすくなります。ですから、たとえば食品添加物やナトリウムを軽減したいと考えている方は、食べる前にその食品にバランス生体ミネラル水を振りかけてもいいでしょう。

四キログラムの農薬と食品添加物を一年間で食べている?

日本人一人あたりにつき、年間の農薬摂取量は約四キログラム、食品添加物も約四キログラムを摂取している、といわれています。

四キログラムといえば、ボーリング玉一個分の重さです。これを二個分も日本人は一年間で摂取しているというのです。

ほとんどの方は、「えー、どうかなあ。こんなに大量に摂取した覚えはない……」と思うでしょう。

けれども、お米、醤油・納豆・豆腐・豆乳(大豆。多くは輸入大豆)、小麦、パン・パスタ・麺類(小麦粉。多くは輸入小麦)、ビール、日本酒、漬物などに使われる野菜、オレンジなどの果物、卵、肉類、ごま油、しいたけ、蜂蜜、緑茶……すべての中には

うまみ調味料実験

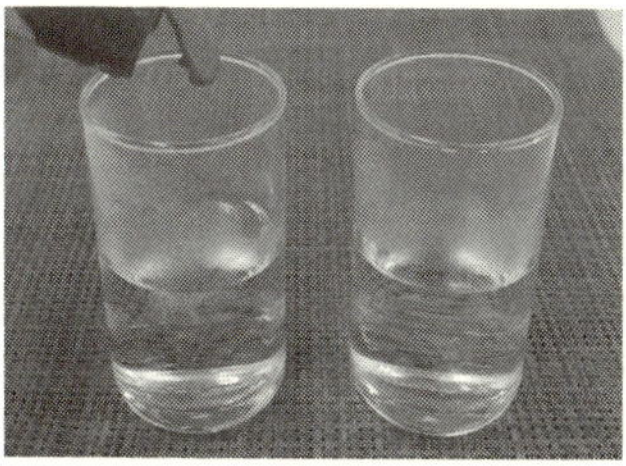

①左右のコップはともにぬるま湯が入っている。左右のコップ両方にうまみ調味料を入れる。

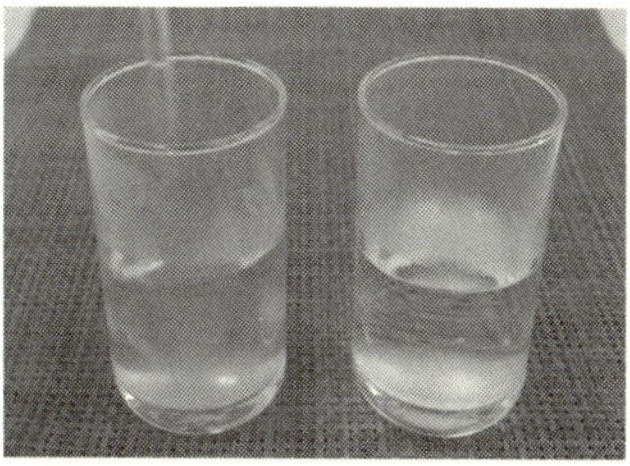

②水が透明になるまでよくかき混ぜる。

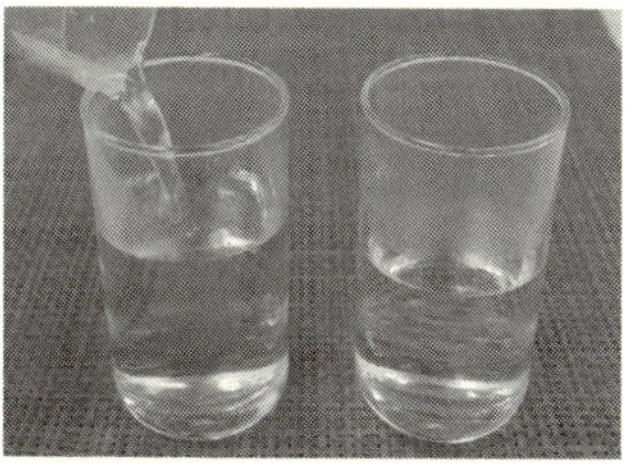

③水が透明になったら左のコップにだけバランス生体ミネラル水を加える。

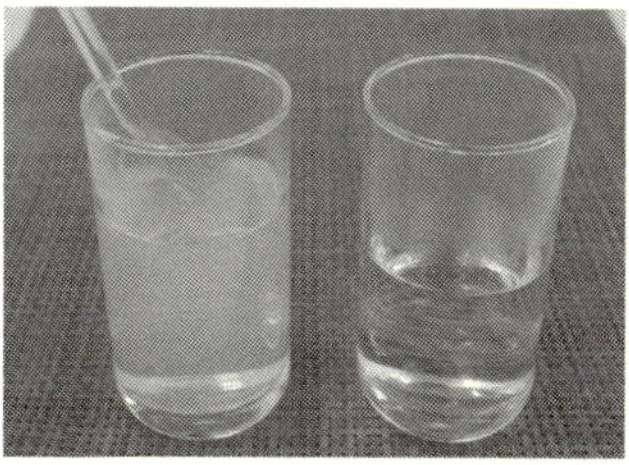

④少しかき混ぜ、バランス生体ミネラル水をなじませる。

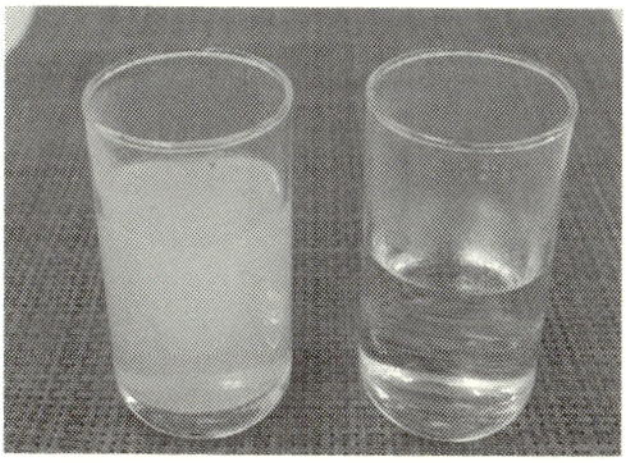

⑤水が全体的に白く濁る。

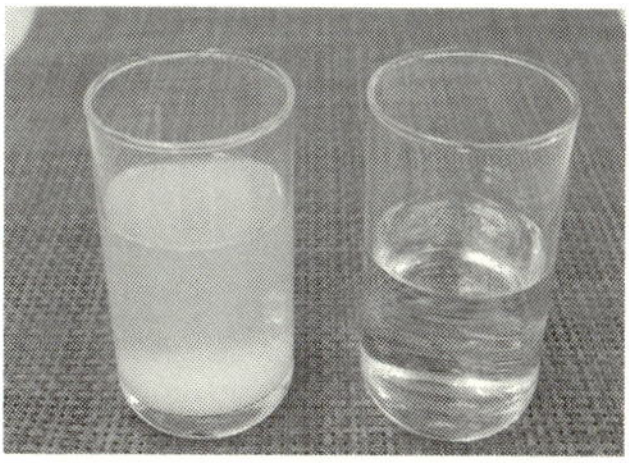

⑥１時間ほど放置するとコップの下のほうに白い沈殿物が見える。これが化学物質。

多少なりとも農薬が混入している可能性があります。そして、ほとんどの作物がつくられているところを私たちは見ていないのです。

食品添加物は、発色剤（ハム・ベーコンなど）、合成甘味料（漬物・清涼飲料水・ガム・アイスなど）、酸化防止剤（マヨネーズ・バター・缶詰など）、合成着色料（洋酒・菓子など）、防かび剤（輸入柑橘類など）、殺菌・漂白剤（かまぼこ・数の子など）、酸味料、乳化剤、pH調整剤など、ほとんどの食品に使用されています。

とくに、コンビニやスーパーで売られている冷凍食品や加工食品を多く使った安売りの弁当などは要注意かもしれません。

ちなみに、冷凍食品の「鶏の唐揚げ」は、なぜあんなにジューシーで柔らかいのでしょう？

コンビニの「野菜卵サンド」は、なぜ長い時間レタスも卵も切り口が変色しないのでしょう？

たくさんのご飯に色鮮やかなおかずや付け合わせが入っている弁当が、なぜあんなに安く売れるのでしょう？

日本が「世界でもっとも、農薬・添加物・化学物質を摂取している国」といわれてしまうのも、こうした食品の裏にある添加物の表示の多さを見れば、納得がいくというものです。

しかも食品添加物は、複数の種類を組み合わせて使用する場合には「一括表示」も許されています。買う前に、「原材料名」と書かれた欄をよくチェックしてみてください。「イーストフード」「調味料」「乳化剤」「pH調整剤」などと書かれているものがそれです。表示されていない添加物もあるのです。

また、「うまみ調味料」「アミノ酸」「たんぱく加水分解物」「酵母エキス」などは、一見すると天然物と誤解しそうな表示をしているものもあるので注意が必要です（稀に安全なものもありますから確認をしてください）。

そもそも食品添加物の安全性試験は、ラットなどの動物実験で行なわれ、最大無毒性量（実験動物に毒性の影響を与えない量）を求めます。それを元に計算して「人間の一日あたりの摂取許容量」が決められているといいます。

そのうえ、添加物の検査は一種類ずつの添加物単品検査で、多種類の同時服用の場合については実験さえ行なわれていないようです。

こんな状況で、毎日いろんな食品（とそれに含まれる添加物）を食べていて果たして安全といえるのでしょうか？

農薬も食品添加物も、一年間にそれぞれ四キログラム食べていると仮定したら、三六五日で割ると一日あたりそれぞれ約一一グラム摂取していることになります。

もし四キログラムの農薬を一度に摂ったら、ヒトは即死してしまうでしょう。それが、毎日少しずつ摂取しても死なないのは、私たちの身体の中で何かが働いているからです。

じつは、身体の中にあるミネラル分が、過剰なミネラル分や重金属、化学物質、食品添加物が体内に入ってきたとき、他のミネラル元素などと共同してそれらを体外へ排出してくれていたのです。現代人の場合は、体内の酵素も解毒に使われる割合が多いといいます。

そうして農薬や添加物を排除するために体内のミネラル分が消耗されるため、ミネラル欠乏にますます拍車をかけているのです。ですから、バランスよくミネラルを補わなければ、身体のどこかに不調を感じるようになりかねません。とくにバランス生体ミネラル水をしっかり摂るならば、こうしたミネラル欠乏も乗り越えることができると思います。

バランス生体ミネラルを食卓に応用する

バランス生体ミネラル水は、そのまま飲むだけでなく、もちろん食卓にも応用できます。

浄水器では取り切れない塩素やトリハロメタン、お米や野菜に含まれている硝酸性窒素などの農薬、偏った重金属、そして多くの食材に含まれている食品添加物から身を守るためにも、バランス生体ミネラル水の調和力を活用しましょう。

ミネラルは、本来は食品に含まれるべきものですから、どんな料理にも飲み物にも使えます。どんな使い方があるか例をあげてみましょう。

「飲み物」

飲料水（水道水）にバランス生体ミネラル水を適量入れれば、ミネラル豊富な美味しい水になります。

一〇〇パーセントのオレンジジュースや柑橘系のジュースに入れると、爽やかでしかも栄養のある飲み物が出来上がります。

お酒の中に入れてもよく、悪酔いを防いでくれます。焼酎や紹興酒、洋酒などとも相性がよいようです。


「料理」


野菜サラダにそのままかければ、ミネラルたっぷりのサラダになります。食べると酸っぱさはなく、（農薬などによる）エグミが取れて、新鮮で美味しいです。分離しなければ、ドレッシングと混ぜても大丈夫です。

おかずを調理する際には、お肉を焼く前にバランス生体ミネラル水に浸します。こうすると、柔らかく美味しい肉になります。原液をスプレーしてもいいでしょう。菌が付きにくく、新鮮さを保ちます。

しゃぶしゃぶ用のお肉や鍋物に入れるお肉も、あらかじめ浸しておくと、肉の臭みが取れ、アクの量も減ります。鍋つゆにバランス生体ミネラル水を少量加えても、栄養豊富なお鍋になります。

魚を調理する前や、刺身にスプレーすると、新鮮さを保ちやすく、味もひときわ引き立ちます。

このほか、卵をゆでるときに少量加えると、水道水でゆでるのと全然違う味になります。ゆであがってから浸けておくのもＯＫです。

料理に醤油やソースをかける前に軽くスプレーしますと、一味違う美味しさになります。天ぷらの衣をつくるときには少量、卵と水に加えます。

冷凍エビの調理のときには、バランス生体ミネラル水を希釈した水の中で皮をむいてください。このとき、水が真っ白に汚れるのは、養殖中の水に含まれていた抗生物質をミネラルが除去した証拠です。こうすることで、とれたてのエビのような弾力に戻り、プリプリ感が増します。また、尻尾までパリパリに揚がって全部美味しく食べることができます。

お豆腐を買ってきたら、そのままミネラルの希釈水に浸けます。こうすることで豆腐のぬめりがなくなり、冷蔵庫保存時の臭いも付きにくくなります。

「ご飯」

一般に流通しているお米の中には、少なからず農薬や化学物質が含まれています。

それらを除去し、ミネラルたっぷりの、健康的で美味しいお米に変える方法をご紹介します。

まず、これが肝心なのですが、炊くお米一合につき約三〜五ccのバランス生体ミネラル水を混ぜた水、つまり乾燥したお米との「出会い水」を事前につくっておきます。ここで使う水は、浄水器に通した水にするとさらに効果的です。

お米五合を炊くなら、約一五〜二五ccほどのバランス生体ミネラル水を浄水器を通した水に入れます。これを出会い水（米をとぐときに最初に使う水）としてお米を入れ、何もせずに一〇分ほど置いておきます。こうすることで、ミネラルの入った水がサーッとお米の中に浸透します。

お米は乾燥しているため、最初に出会った水を瞬時に吸収します。この水が水道水だと、そこに含まれる塩素も吸い取ってしまいます。その後で生体ミネラル水を入れても後の祭りで、ミネラルが十分にお米に入っていきません。ですから、出会い水を水道水ではなく、事前に生体ミネラル水でつくったミネラル希釈水にすることがとても大事なのです。

決して、先に水道水にお米をつけてから、後でバランス生体ミネラル水を入れたりしないでください。

次に、ミネラル希釈水に浸けておいたお米を、いつものように水道水で研ぎ、炊飯器にお米と水を入れます。このときもう一回、一合につき三〜五ccのバランス生体ミネラル水を入れて炊きます。ここで使う水も、浄水器を通した水にするとさらに味が引き立ちます。

こうすることで、やや古くなったお米でも、まるで新米のようにお米が生き返り、ミネラルたっぷりの、健康的かつ安全で、美味しいご飯が炊き上がります。

この方法は、バランス生体ミネラル水を愛飲されているお寿司屋さんのご主人から教わったご飯の炊き方です。

ここにあげた以外でも、ぜひさまざまな料理や飲み物にバランス生体ミネラル水を加えて、「口の中に入れるもの」から、身体を健康的にしていってほしいと思います。

食品の農薬を落とす

最近の野菜は、ミネラル不足のものが多いといわれています。けれど見た目は立派で、形もよく揃っています。消費者からすれば「何がいけないの？」という感じです。

しかし私は、あるお婆さんのつぶやきが忘れられないのです。

「昔のニンジンは、ほうっておけば固くなってしぼんだのに、いまのニンジンは、溶けるんじゃのう……」

どなたも経験あるかと思いますが、冷蔵庫の奥にニンジンをしまいっぱなしで忘れたことはないでしょうか。

ニンジンに限らず、最近の（一般的に流通している）野菜は、放置するとほとんどが溶け出してしまうのだそうです。

湿度や環境によっても変わるとは思いますが、少なくとも昔のニンジンは黒くしぼんで腐ることはあっても溶けることはなく、なかには新しい根毛まで生えるものもあったそうです。

ところがいまのニンジンはほうっておくと、数日はきれいでみずみずしい赤い色を保っていますが、ある時期を過ぎるとグチャグチャに溶けてしまう……。

野菜そのものの生命力が、偏ったミネラルである農薬の多用で弱まっている、そうとしか思えないのです。

そんな野菜を毎日摂っていても、「ただちに影響はない」からと何の対処もしないいま大量に摂り続けているのが「現代日本人の姿」であると思えるのは私だけでしょうか。

すでにお話ししていますが、バランス生体ミネラルの使い方の一つに、「食品の農薬落とし」があります。財団法人日本食品分析センターで「バランス生体ミネラル水を使った農薬落とし検査」を行なったデータがあります。

そのやり方は、ナスをまず農薬（テフルベンズロン）に浸け、乾燥後に残留農薬を分析します。その数値は1・8ppmでした。

次に、そのナスをバランス生体ミネラル水の四〇倍希釈溶液に一五分浸け、残留農薬を分析します。その数値は0・11ppmでした。

つまり、最初のナスの残留農薬は、バランス生体ミネラル水の四〇倍希釈液に一五

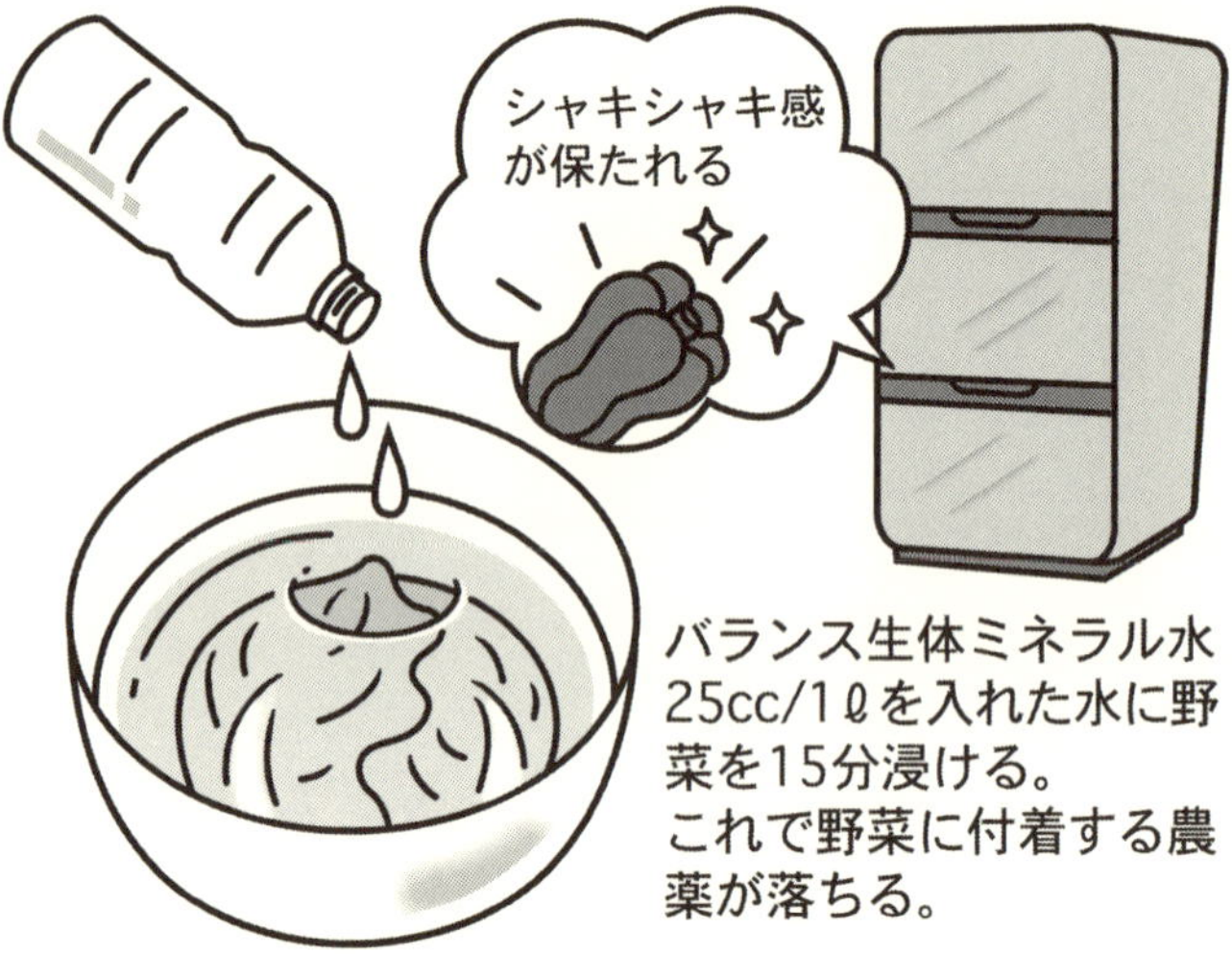
シャキシャキ感
が保たれる
バランス生体ミネラル水
25cc/1ℓを入れた水に野
菜を15分浸ける。
これで野菜に付着する農
薬が落ちる。

分浸けた後、約九四パーセントが落ちていたということなのです。

バランス生体ミネラル水はミネラルがバランスよく入った清涼飲料水ですが、そのミネラルの豊富さ、バランスの良さで農薬落としも可能なのです。

ここで、家庭でも簡単にできる農薬落としの方法を紹介します。水一リットルあたりにバランス生体ミネラル水二五ccを加え、野菜を一五分ほど浸しておく、これだけです。

ちなみに、すぐに使わなかった残りの野菜は冷蔵庫に入れておけば、かなりの期間にわたって新鮮さが保たれ、葉物はシャキシャキ感を楽しめます。

「バランス生体ミネラル水」を使った野菜の安心レベルチェック

汚れ落としをしっかりサポート！

（財団法人日本食品分析センター検査結果）

1. 汚れ水（テフルベンズロン希釈水）にナスを浸け、乾燥後に汚れの量を分析⇒**1.8ppm**

第 13015168001-01 号
2013年（平成25年）03月01日

分析試験成績書

検体名　ナスA（未処理）

財団法人
日本食品分析センター

2013年（平成25年）02月15日 当センターに提出された上記検体について分析試験した結果は次のとおりです。

分析試験結果

分析試験項目	結果	定量下限	注	方法
テフルベンズロン	*1 1.8 ppm	—		液体クロマトグラフ−質量分析法

*1 へたを除いて試験した。

以上

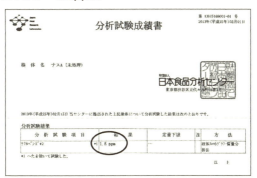

2. 1と同じ汚れ水に浸けたナスを「バランス生体ミネラル水」40倍希釈液に15分浸け、汚れの量を分析⇒**0.11ppm**

第 13015168005-01 号
2013年（平成25年）03月01日

分析試験成績書

検体名　ナスB（250ppm・15分）

財団法人
日本食品分析センター

2013年（平成25年）02月15日 当センターに提出された上記検体について分析試験した結果は次のとおりです。

分析試験結果

分析試験項目	結果	定量下限	注	方法
テフルベンズロン	*1 0.11 ppm	—		液体クロマトグラフ−質量分析法

*1 へたを除いて試験した。

以上

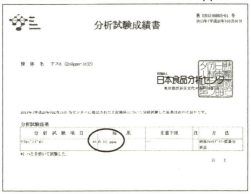

1のナスの残留農薬（1.8ppm）と比べると「バランス生体ミネラル水」の40倍希釈液に15分浸けたナスの残留農薬（0.11ppm）はより少ない汚れとなっている

この一手間で、摂取する農薬の量が減らせるだけでなく、足りないミネラルが加わることで野菜本来の味が楽しめるのです。

こうして、バランス生体ミネラルを使って家庭で作物の農薬落としをしてもいいのですが、農業生産に直接役立てる試みも始まっています。

いま、全国の多くの農業を営む方が、バランス生体ミネラルを使った新しい農法に取り組んでいます。たとえば、農薬を使用した後に、農業用のバランス生体ミネラルを希釈して散布します。こうすれば害虫は農薬で駆除され、その残留農薬は減り、さらにミネラル豊富な野菜や米が育つというわけです。

ただ、そうはいっても簡単なものではないのが農作業です。一度ミネラルを散布しても、害虫の卵が残っていれば、卵がかえる前にくり返し散布する必要があります。

この農法を試しておられる農家では、周囲が猛暑などで米粒が小さくなり、収穫量の減少を嘆くなか、平年よりも大きな粒のお米がとれ、しかも一〜二割の収穫増になり、近隣の農家からうらやましがられた、との報告もあります。

バランス生体ミネラル水で健康長寿を応援

バランス生体ミネラルの意外な使い方もご紹介したいと思います。

［新築住宅のホルムアルデヒドを減らす］

みなさんは「シックハウス症候群」という言葉をご存じですか？

新しく建てた家に越したとたん、あるいは改築した部屋に入ったとたん、頭や喉が痛くなる、目に滲みる、鼻水が出る、めまいがする、湿疹が出る……といった症状が出ることをいいます。ほかの病気と間違われることも多いのですが、その家や部屋から出れば治る場合が多いのが特徴です。

症状は人それぞれで、出る人もいれば出ない人もいますが、なぜ、こうした症状を訴えるのかといえば、化学物質のせいです。その主な化学物質は、ホルムアルデヒド、アセトアルデヒド、トルエン、キシレンなど。これらは家を建てるとき使われる合板建材の接着剤や塗料、防腐剤に含まれ、多くは揮発性です。

建材や家具に含まれる化学物質が有害なガスとなって、最近の気密性の高い家の中に漂うのですから、家に長くいる人や、もともと化学物質への感受性が高い人には、たまったものではありません。

ところで、このこととミネラルがどう関係するのでしょう？　じつは、バランス生体ミネラルのキレート作用を利用して、アルデヒド類を減らすことができるのです。

バランス生体ミネラルを希釈した溶液を合板建材に塗布、内装後に噴霧処理を行なうことで、たとえばホルムアルデヒド値が、一戸建ての一階居間部分の指針値（新築住宅の一般的な目安）の三分の一以下に下がり、二階の洋室部分は五分の一以下に下がったという実験結果もあります（八四頁参照）。

さらに、トルエン、キシレン、エチルベンゼン、スチレンなどはほぼ検出不可域の数値レベルとなりました。

ちなみに、「農・添・化」は口から入るものばかり考えがちですが、鼻や皮膚から身体に入ってしまう場合もあります。健康を保つためには、そうしたところからの摂取にも気をつけたいものです。

内装施行におけるアルデヒド類の除去実験考察

環境総合科学においての「測定報告書（H21.10.9付）」に基く、「生体ミネラル処理」における考察

● 生体ミネラルを希釈し合板建材に軽く塗布、内装後に噴霧処理を行なう。

「指針値：施工後」のアルデヒド類の対比率

※ 「指針値」とは、新築住宅の一般的な目安。ほとんどの新築はこの指針値を上回る施工例が多いとの弁。

※ 「施工後」とは、生体ミネラルを希釈した溶液を施した数値。

※ 「%」＝指針値 100 と設定した場合に対しての割合

	単位	ホルムアルデヒド（指針値：施工後）	アセトアルデヒド	トルエン	キシレン	エチルベンゼン	スチレン
1F 居間	μg	28.70%（100:28.7）	38.75%	2.42%	測定不可域レベル		
	ppm	28.75%（0.08:0.023）	36.66%	2.85%	測定不可域レベル		
2F 洋室A	μg	19.30%（100:19.3）	34.79%	2.69%	測定不可域レベル		
	ppm	18.75%（0.08:0.015）	30.00%	2.85%	測定不可域レベル		

考察

1. 生体ミネラルを施したことにより、ホルムアルデヒドは、1F 居間が指針値に対して**3分の1以下の数値に**、2F 洋室 A が**5分の1以下の数値に**。
2. トルエン以下はほぼ検出付加域の数値レベルになったことにより、ほぼ除去されたと見て良いだろう。

[活性酸素除去に必要な酵素を活性化]

プローグで活性酸素について少しお話ししましたが、健康に興味のある方なら、活性酸素という言葉はよく聞かれると思います。

通常の酸素に比べ、酸化力が非常に強い酸素のことです。酸化とはある物質が酸素と結びつくことであり、体内の細胞が酸化することがさまざまな病気を引き起こしているともいわれています。

ただ、適度な活性酸素は免疫の一つとして作用し、侵入してきた細菌や異物をその酸化力で退治する働きもします。問題は、この活性酸素が大量に発生して、本来の役目をこえて身体の正常な細胞まで酸化してしまうことです。

とくに体内で活性酸素が発生しやすいのは次のようなときです。

◆病原菌・ウイルスが入ったとき
◆農薬・食品添加物・化学物質が入ったとき
◆電磁波を浴びたとき
◆紫外線を浴びたとき
◆放射線を浴びたとき

◆工場排気や車の排気ガスを吸ったとき
◆タバコを吸ったとき
◆アルコールを飲んだとき
◆スポーツや激しい運動などで酸素の消費量が増えたとき
◆ストレスを感じたとき

最後のストレスが、現代人の私たちの最大の活性酸素発生要因ともいわれています。

では、さまざまなストレスから活性酸素が大量に発生したとき、ミネラルにできることは何かあるのでしょうか。

横浜市立大学の長寿科学研究室における、最新の実験データをご紹介しましょう。

長寿を妨げるのは、細胞の老化です。長寿科学研究室は、この細胞の老化に大きな影響を与えているのが活性酸素であるとの観点から、活性酸素を強制的に発生させたうえ、「細胞は増殖するか?」「生命は育っていくか?」の二点を調べました。

さらに、「その環境にミネラルを加えたらどうなるか?」「異なる種類のミネラルを加えることで違いはあるか?」も調べています。

ここで使用されたミネラルは、「バランス生体ミネラル」「A社植物ミネラル」「B社

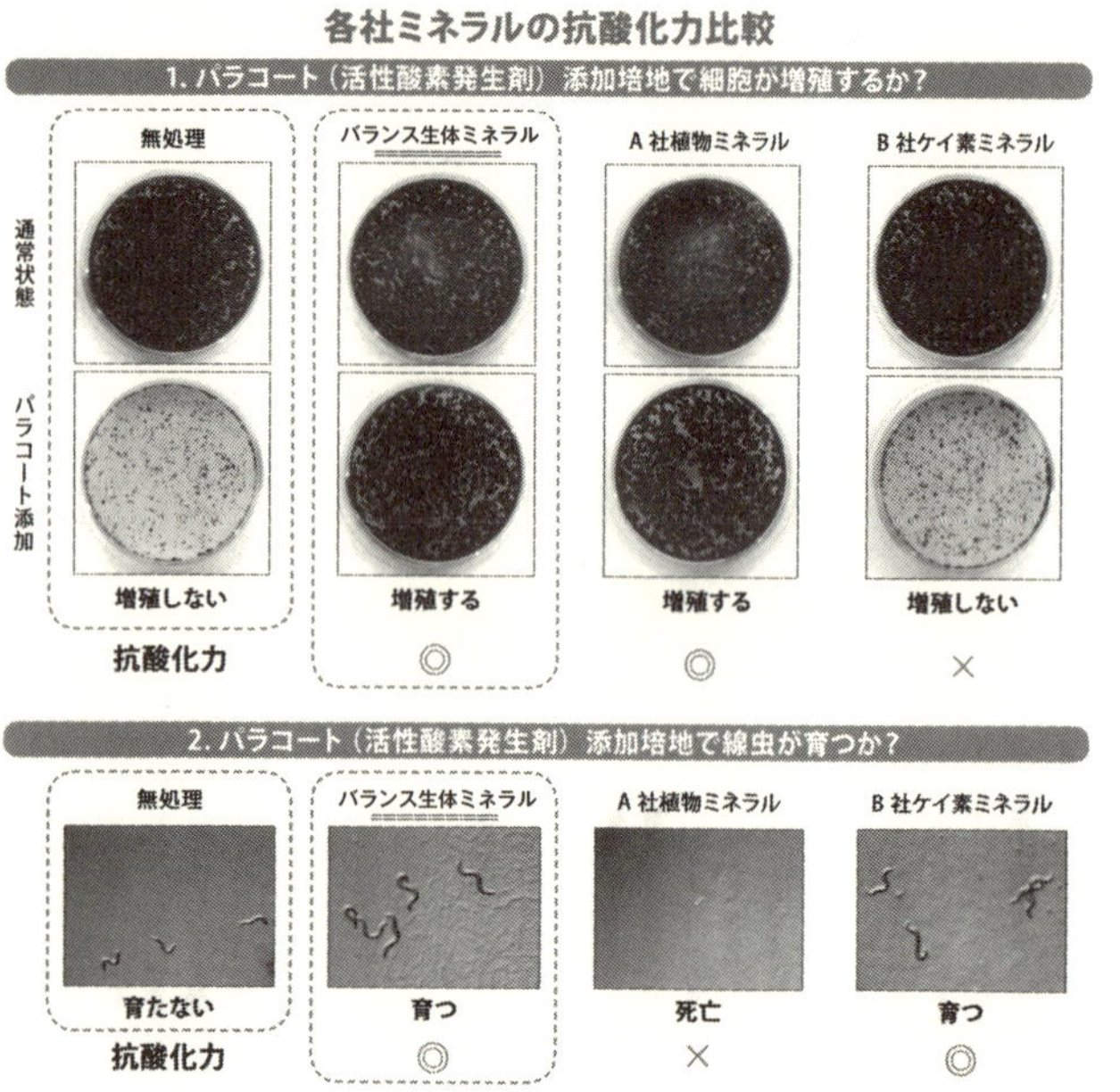

横浜市立大学　長寿科学研究室調べ

ケイ素ミネラル」の三種類です。

結果は、強制的に活性酵素を発生させた環境において、「細胞が増殖」し、「生命も育っていく」という二点をクリアしたのは、バランス生体ミネラルだけだったのです。

この結果について横浜市立大学の研究チームは、「バランス生体ミネラルは抗酸化酵素を活性化している可能性がある」と結論づけました（抗酸化酵素とは、スーパーオキシドディスムターゼ・グルタチオンペルオキシダーゼ・カタラーゼなどです）。

そして同時に、「バランスのとれ

たミネラルの摂取を推奨する」との結論も併記されていました。

もともと体内には五〇〇〇ともいわれる種類の酵素が存在し、その多くがミネラルの助けを必要とします。しかも酵素ごとに必要なミネラルは異なるので、酵素の活性には、できるだけ多種類のミネラルが欠かせないのです。

今回の実験では、「体内には過剰に発生した活性酵素を除去するための酵素があるが、この酵素を元気に働かせるために有効と思われるのがバランス生体ミネラルである」ということもわかりました。

日々の生活でストレスの多い方、アンチエイジングを意識されている方には、大きな朗報だと思います。

【通常計測が不可能、驚愕の波動数値】

ところで、音が音として聞こえるのはなぜでしょう？

それは空気が波のように振動するからです。

そのほかにも、私たちの身の回りには、目に見えない波がいろいろとあります。音波もそうですが、電波もたくさん飛んでいますし（レーダー・携帯電話・テレビ・ラジオ・GPS）、電磁波もあります。

波も波動ですが、波という漢字に氵（さんずい）がついていることでもわかるように、水は振動と縁の深いものです。

そこでバランス生体ミネラル水の波動を計測してみました。

波動に関しては、スピリチュアルなものだから信じるに値しない、という意見があることも知っています。しかし、世界保健機構（WHO）が定める「健康」の定義では、それまでの

「健康とは、完全な肉体的（physical）、精神的（mental）および社会的福祉（social well-being）の状態であり、単に疾病または病弱の存在しないことではない」

という定義に、一九九九年にスピリチュアル（spiritual）という言葉を付け加える提案がなされました。

その後、定義の改正に至っていないのは残念なことですが、「健康」に、これまでの医学的・科学的なものを優先する考え方だけでなく、スピリチュアル（霊的）なものも必要なのだという考え方があること、その影響が大きいことは多くの人の認めるところではないでしょうか。

また、私は医者の究極の目的は、一人ひとりの患者さんの人生において、最後の最後まで「健康を守り、維持する」ことなのだと思っています。そのためであれば、西洋医学だとか東洋医学だとかの区別は必要ありませんし、患者さんのＱＯＬに役立つことであれば、何であれ積極的に活用したいと考えています。一言で言えば「いいとこ取りの医療」……それが私のポリシーなのです。

その私からすると、バランス生体ミネラル水の波動測定数値結果は、ある意味、納得のいくものでした。

大学の研究機関で測定していただいたのですが、最初はＱＲＳ（量子共鳴分析器）のハリが、バランス生体ミネラル水のあまりに高い波動で振り切れ、通常の計測は不可能になってしまったそうです。しかたなく、高さ八・五センチメートルのガラス瓶の上に検体（バランス生体ミネラル水）を乗せて、かなり遠巻きにして計測したとのこと。（九二頁参照）

結果は、＋５９９９８の代謝障害を筆頭に、疾病・障害、臓器、血液・ホルモン・神経その他で＋１９９９９～＋４９９９９までがびっしりと並ぶものでした。総合評価でも、「総てに有効な成分を有する液体であることを証明いたします」とあります。

波動測定数値結果

品名　バランス生体ミネラル水

検体　液体物質　　測定日　2010/06/01

Item	数値
疾病・障害	
代謝障害	+59998
前立腺炎	+58883
肝炎	+49999
高血圧	+49992
低血圧	+49992
悪性腫瘍	+40000
悪性新生物	+40000
糖尿病	+40000
子宮筋腫	+39999
アレルギー	+39999
骨髄性白血病	+6000
白血病	+6000
臓器	
心臓	+58900
膵臓	+58883
肝臓	+49999
腎臓	+49993
腸管	+48700
肺臓	+40000
脾臓	+40000
胃	+40000
子宮	+39999
卵巣	+39999
乳房	+39999
男性生殖器	+39999
精巣	+39999
胸腺	+38980

Item	数値
血液・ホルモン・神経	
血液循環	+59997
血管運動中枢	+49999
卵巣ホルモン	+39999
男性ホルモン	+39999
自律神経系	+39999
交感神経	+39999
副交感神経	+39999
末梢神経	+39999
免疫機能	+35800
悪血	+29999
その他	
細菌性毒	+19999
感染症Fung	+19999
ウイルス	+19999
超短波放射線	+19999
精神状態	
ストレス	+38900
協調／わがまま	+19999
充足感	+19999
寛容／短気	+19999
いらだち・いらいら	+9999
恨み	+9999
心配・不安	+3333

総合評価

大変素晴らしい内容です。

通常の測定では計測不能の状態ですので、高さ8．5cmのガラス瓶の上に検体を乗せて計測致しました。

従って、総てに有効な成分を有する液体であることを証明いたします。

☆☆☆注意☆☆☆
この検査はQRS（量子共鳴分析器）により、物質のもつ微弱磁気エネルギーを測定しています。

物質のもつ微弱磁気エネルギーについては様々な見解があり、理論的には未だ確立されていません。

検査結果につきましては、あくまでも一つの目安として参考にしてください。

もちろん（通常の測定ではなく）客観的なデータとはなり得ないものですが、一つの目安、あるいは希望として考えればよいのではないか、と思っています。自分に合う波動のものを探し、役立てていくことは、長い人生の健康長寿を目指すうえで大事なことだからです。川田先生の「水の不思議」のお話とともに、参考にしてみてください。

コラム　ミネラルと水の深い話─水の不思議

科学者中の科学者といえる川田先生ですが、水に関して科学的であると同時に深い考えをお持ちです。

「水のことでちょっとお伝えしたいことがあります。

水ってH_2Oですよね。その水の分子だけを計算すると、体積はたかだか一二パーセント！　残りの八八パーセントは空間なんです。

全部水に見えるけど八八パーセントは単なる空間。これはすごいことです」

物質でいちばん硬いといわれるダイヤモンドでさえ空間は四五パーセントなのに、その倍近い空間を水は内包しているということ。

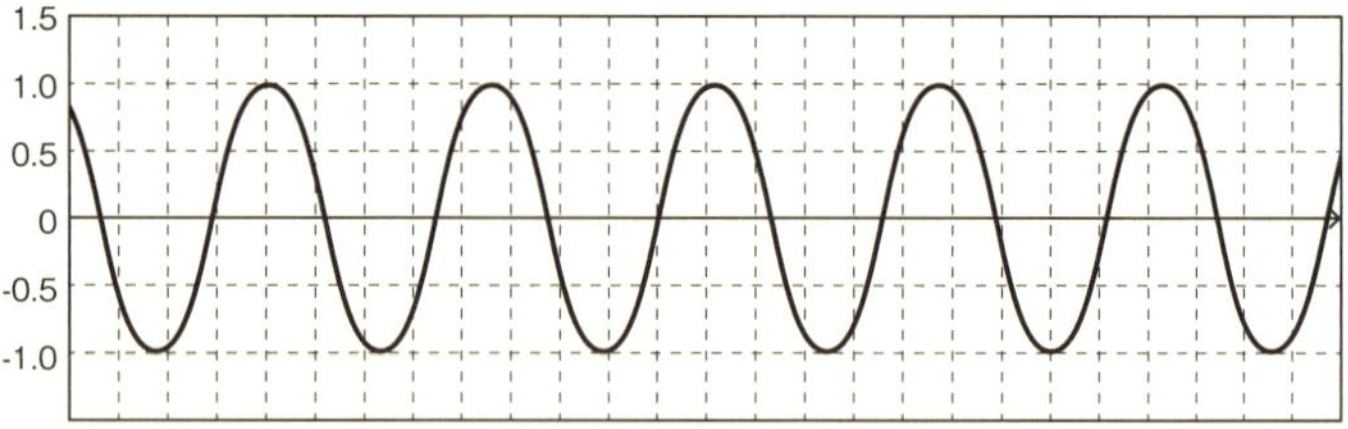

言葉にも波形がある

「単なる空間ということは、私たちの意思が全部そこに入るってことです。私たちの意思、これはいいもんだとか、これはいらないとか、そう言ったときの意思が、水にそのまま反映されるということです」

何かをいただくとき、「ありがとうございます」「いただきます」と声に出して手を合わせることも、ものすごく大切なこと、と川田先生は言われます。

「じつは、私たちの言葉も振動なんですね。これは空気が振動しているわけです。

（一方、）字を読むって何かと言えば、光が当たってその字のところで光が反射してきて、文字として認識できている訳ですね。だから光の波に乗っかった情報なんです。

ですから、私たちがしゃべっているこの言葉も、目で見ているものも、全部情報で、波なんです。振動です。こういうように、情報の本質は全部振動です」

「振動というのは私たちの思いでまた変わります。

いい言葉とか、嫌な言葉ってあるじゃないですか。あれ全部波ですからね。

こういうの波形っていうんですが、その波形が変わるんです。これがいい言葉、嫌な言葉で変わるんです」

たとえば嫌な言葉というのは、同じ波であっても波の形が綺麗じゃなくて、ギザギザが入ってしまう、と川田先生は言われます。

「波は波なんですけれど、波形が違う。波形が違うっていうことは、思いが全部違うってことです。これが情報なんです。

で、そういう情報、つまり思いが水にはそのまま入ります。これは驚きです。

ですから、たかが水と思わないでくださいね」

ミネラルを身体に取り入れるには、ミネラルを溶かした水を飲むのが手早く楽な方法です。その水にどんな思いを乗せるかも、大事なことかもしれません。

コラム　波動医学におけるミネラルと水の話

波動医学の分野では、体内における水の役割が非常に重要と考えられています。水は万物のエネルギーと情報媒体として、自然界の立役者となる物質です。この地球上においては、すべては水に始まり、水に終わる、そういった流れになっているようです。

私たち生命体は、ミトコンドリアという有機エネルギーを作る組織が存在し、そのエネルギーで活動する肉体の部分と、それをコントロールする生体エネルギーという二つの大きなエネルギーシステムで活動しています。

初期の細胞にはこのミトコンドリアは存在していませんでした。当初は無機（ミネラル）と水で活動する細胞だったのです。そのシステムはいまなお中核として生きており、その量子作用で生命はコントロールされているのです。

この生体エネルギーという部分をいまの医療はまったく無視している状態です。その生体エネルギーの源となっているのが、地球の放射エネルギー（熱放射）であり、宇宙や太陽からくる放射エネルギー（熱放射）です。その熱放射エネルギーは、水素電子結合したミネラルによって水に対する量子作用が強く発生します。

この量子エネルギーは、水をH^+とOH^-に解離し、構造化（これが情報記憶と伝達というシステムに大きく関与します）を起こします。解離した水素電子が、構造化した水分子の軌道を回り、量子エネルギー源として生命と物質の生存を担っています。

このエネルギーは周波数によって決まり、エネルギーが落ちると周波数も10のn乗ずつ下がっていきます。さらにエネルギーが落ちていくと、水素電子は飛び去り、生命であれば死に至り、物質であれば風化して剥がれ落ちたり、酸素電子と結合する酸化現象が起こります。

人間の健康維持や病気からの回復には、波動エネルギーの高い水の存在が不可欠で、そのためにはその水に十分なミネラルが含まれていることが重要なのです。

3章

知っておきたいミネラルの基礎知識

無機物である金属元素が栄養素？

バランス生体ミネラルは、黒雲母花崗岩から抽出されますが、岩石はさまざまな鉱物の集合体です。

鉱物とは無機物であり、金属ですから、なかには「金属が栄養になるなんて！」と思われる方もいるかもしれません。

けれど私たちのこの身体は、もともとこの地球の大地から生まれてきたものです。生物の母がこの地球であるとすれば、その子どもが私たち人間を含む全生物です。母なる大地からの恵みであるミネラルは、無機物、金属であっても、私たち生命にとっては「母乳」に近い存在といえないでしょうか。だとすれば、当然ミネラルは、人間の身体の維持に欠かせないものなのです。

中国医学の世界最古の書物、『神農本草経《しんのうほんぞうきょう》』の中には「薬石」についての紹介がすでにあります。

天然石を温めて患部に当てたり、水に浸けておいてその水を飲用したり、細かく砕いて薬にしたりしています。古代の人々は、さまざまな症状に「鉱石」が治療として使えると知っていたのです。

余談にはなりますが、「神農」とは数千年前の古代中国の神農大帝を指し、一二〇歳まで生きて、人々に農業や医薬について教えたといわれています。

伝説によれば、神農の身体は四肢を除き透明で、内臓が外からはっきり見えたといいます。「百草をなめて、毒か薬かを調べ、毒があれば内臓が黒くなり、これで毒の有無や影響を与える部位を見極めた……」といいますから、自己犠牲の精神が強い、まさに神様か神人といわれるのも納得の探究心だと思います。

しかし、こうした神農のような探求を経て、鉱石には栄養素としての薬効があることを人々は知ったのかもしれません。本当に身体に役立つものは、一見そうと思えなくても、必ず伝わるもののようです。

重金属も生命維持機能に必要?

現在、元素は一〇〇種類以上が知られていますが、なかには重金属という、一見すると人体に摂取するにはふさわしくないように見えるものも含まれています。

しかし近年になって、ICP質量分析装置(ICP-ms)が開発され、微量金属、超微量金属の計測が可能になり研究が進んだことで、重金属もまた、生命の維持機能にとって欠かせないものであることがわかってきました。

もちろん、マイクログラム(1μg=0.000001g)単位での微量、もしくはナノグラム(1ng=0.000000001g)単位での超微量の範疇が条件となります。

この0の多さを見て、量を具体的にイメージするのは難しいと思いますが、ナノグラムでたとえてみれば、一〇〇〇ナノグラムで二五メートルのプールに一滴のインクを落としたくらいの濃度です。

保健所などの公的な検査機で「濃度検出不可域」といった表示であれば、重金属であっても無害ですし、他のミネラルとのバランスが取れていれば、むしろ健康にとって有益といえるでしょう。

しかし、普段食べている魚一匹に含まれるダイオキシンなどの有機化合物や水銀、カドミウムなどの重金属の量は、マイクログラム以上の数値になっています。

じつは、魚を毎日食べても毒物反応が出たり、重金属中毒になったりしないのは、アルミニウムやカルシウム、ナトリウムなど他のミネラルを摂取することにより、ミネラル同士の拮抗作用とキレート作用で、余分な金属元素は排出されるからなのです。

といっても、必要のない元素を排出するためのミネラルがないと、本来は排出されるべきものが身体に溜まる恐れはあります。それを避けるためにも、バランスのよいミネラル摂取が大切なのです。

アルミニウムの安全性は?

アルミニウムは、地球の構成元素の中でもっとも量が多い鉱物ミネラルであり、生命活動にとって欠かせない元素の一つです。

またアルミニウムは、鉄や亜鉛と結びつくことによって、歯や骨の形成、酵素の働きを活性化するなど、体内に有効な働きをする重要なミネラルでもあります。

このアルミニウムが、一時期、アルツハイマーや神経症状を引き起こす原因といわれました。アルミ缶に入った飲み物を摂りすぎるとアルツハイマーになりやすいなどという俗説があったのを覚えていらっしゃる方もいるかもしれません。

しかし、一九九五年にＷＨＯ（世界保健機構）は膨大な臨床結果により、その関連性を全面否定しました。

このことにより、アルミニウムは適量範囲であれば危険性はなく、むしろ他のミネラルとの関係で有効に働くことが実証されたのです。

（参考資料：一九九九年カナダ保健省発行「ALUMINIUM AND HUMAN HEALTH（アルミニウムと健康）」）

日本国内でも、基準値以内であればアルミニウムは安全であると、一般社団法人日本アルミニウム協会などの団体が発表しています。

単一ミネラル摂取の危険性あれこれ

人体にとって必要な必須ミネラルについては先に説明しましたが、ならば必須ミネラルだから、どれでもたくさん摂ることで健康増進になるのでしょうか。

答えは否、です。

たとえ一六種類の必須ミネラルの一つであっても、単一で大量に摂取した場合は弊害があるのです。

たとえば塩素を摂りすぎたらどうなるでしょう？　塩素は、身近な生活では消毒剤として使われる化学物質です。水道中に含まれるカルキやトリハロメタンに変化する物質でもあります。わざわざ浄水器を設置してそれを除去するのは、発がん性物質を身体に取り込まないようにするためです。そのことでも塩素の摂りすぎがよくないのはすぐにわかります。

他にも、甲状腺ホルモンの阻害要因となるヨウ素、鎌状赤血球症の要因となる亜鉛、肺がんの要因となるクロムなども、それぞれは必須ミネラルの一つですが、やはり一種類だけ大量に摂取することは「単一ミネラル症候群」を招くことを忘れないでください。

次の項目で、各ミネラルの特徴をあげますが、それのみを摂るのではなく、できるだけ多種類をバランスよく摂ることが大事です。


ちなみに、仕事でとてもストレスを感じたときや、お酒を飲みすぎてしまったとき、「農・添・化」の含まれる食品を（付き合いなどで）かなり摂ってしまったときなど、「今日はミネラルをたくさん摂りたいなあ」というときにどれくらいの量のバランス生体ミネラル水を飲んでいいのでしょうか？

私の指導では一日あたりの摂取量は最高二五〇〇cc以内としています。いまのところ、バランス生体ミネラル水を飲みすぎて弊害が出たという話は聞きません。

主なミネラルの働きと欠乏症

ここで、主なミネラルの働きと、欠乏した場合にどのようなことが私たちの身体に起こってくるのかも見ておきましょう。それによって、体内でどのようなミネラルのアンバランスが生じているのかを判断する目安にすることができると思います。

たとえば料理の味がよくわからないとしても、普通は「美味しくないな……」「調味料が少ないのかな？」ぐらいにしか思わないのではないでしょうか。けれど、亜鉛の働きを知っていると、それが亜鉛不足のサインかもしれないと気づくでしょう。

ただし、気をつけてほしいのは、だからと言って亜鉛を摂ればいいと考えてはいけません。体内のミネラル全体のバランスを考えて、亜鉛はもちろん、できるだけ多種類のミネラルをバランスよく摂ることです。それによって、体内のミネラルバランスをよくすることがもっとも大切なのです。

そのことを踏まえて、個々のミネラルの働きをおさらいすることにします。

カルシウム（Ca）

カルシウムは、ミネラルの中でもっとも多く体内に含まれ、その九九パーセントは骨や歯の主要な成分となります。残りの一パーセントは、血液を固める、神経伝達をスムーズにする、筋肉の収縮・伸長、酵素の活性化など、生命維持に重要な機能の調節を行ないます。

もしカルシウム不足が長く続くと、骨粗鬆症、クル病、高血圧、動脈硬化、糖尿病、情緒障害などが起こるおそれがあります。

カルシウムを正常に働かせるためには、拮抗作用と協力作用の両方をもつマグネシウムが十分にあることが大切です。

カルシウムは、小魚、干しエビ、シジミ、牛乳、乳製品、大豆、豆腐、海藻類、小松菜、ナッツなどに多く含まれています。

しかし、日本人はその土壌と水質の影響から、慢性的なカルシウム不足を指摘されています。だからといって一度に大量に摂るよりも、小分けにして摂ったほうが吸収されやすいので、食事やおやつでまめに摂るようにしたいものです。

マグネシウム（Mg）

マグネシウムは、三〇〇種類以上の酵素を活性化する働きがあります。生命活動を維持するうえでたいへん重要なミネラルの一つです。

カルシウムとともに骨や歯を形成するほか、神経伝達、糖代謝、心臓の緊張緩和、筋肉の緊張緩和などに役立ちます。

もしマグネシウムが不足すると、不活性化する酵素が増えるため、疲れやすくなり、身体の抵抗力が弱まります。また、骨粗鬆症、神経疾患、糖尿病、不整脈、心疾患、筋肉の収縮異常などが起こりやすくなります。

マグネシウムはカルシウムとの拮抗作用の関係で、カルシウムとのバランスが重要です。先述したように、カルシウムとマグネシウムの比率が二対一になるように摂取する必要があります。

マグネシウムが多く含まれる食品は、海藻類、玄米、ソバ、豆腐、納豆、ゴマ、バジル、ココア、ナッツなどです。

ナトリウム（Na）

ナトリウムは、体内では細胞の外側に存在します。細胞の内側にあるカリウムとともに、「ナトリウム-カリウムポンプ」という調節機構で一定の濃度が保たれるようになっています。

ナトリウムは血圧を上げる作用をし、カリウムは血圧を下げる作用をするため、この二つのミネラルの濃度を一定に保つことで血圧のバランスをとっているのです。

ナトリウムは、食品の中にはナトリウム塩もしくはナトリウムイオンとして存在し、一般に塩化ナトリウム（塩）として体内に摂取されます。

ナトリウムは幅広い食品に含まれるため、普通の食生活をしていれば摂取量が足りないということはなく、むしろ過剰摂取による高血圧のほうが心配されます。

また、ナトリウムが正常に働くためには、十分な量のマグネシウムを必要としますので、それにも注意すべきです。

カリウム（K）

カリウムは、多くの酵素を活性化するミネラルとして働き、筋肉の収縮、スムーズな神経情報伝達にも役立ちます。また、細胞液内のpHや浸透圧の調整機能ももっていて、血圧を下げます。

カリウムが不足すると、高血圧や心筋の異常、不整脈、無気力、身体のしびれやむくみ、便秘などの症状が起こるおそれがあります。

カリウムは、野菜（とくにホウレン草、カボチャ）、果物（生はスイカ、メロン、バナナ、ドライフルーツ）、芋類、豆類、肉類、魚介類、乳製品、味噌、醤油などに多く含まれます。

このように、カリウムは幅広い食品に含まれているため、腎機能が低下している方は摂りすぎに注意しましょう（高カリウム血症を防ぐため）。

リン（P）

リンは、体内でカルシウムやマグネシウムとともに骨や歯の形成に役立ちます。また、RNA・DNAといった遺伝子情報を伝える核酸、ATP（アデノシン三リン酸）、細胞膜の構成成分になります。

リンはカルシウムと拮抗作用の関係にあり、リンとカルシウムの摂取比率は一対一が適切とされています。

リンを多く含む食品には、小魚、乳製品、大豆、レバー、ナッツ、ゴマなどがありますが、現代ではむしろ、食品添加物であるリン酸塩として体内に多く取り込まれる場合が多くなっています。

リンは摂りすぎると、カルシウムを体内から排除してしまいます。その結果、カルシウムの欠乏が起こるおそれがあるのです。

外食の多用や加工食品の偏食、清涼飲料水の飲みすぎは、リンの過剰摂取に繋がりますから要注意です。

イオウ（S）

イオウは、身体の表面にあるタンパク質、つまり皮膚、髪、爪などに多く含まれます。軟骨や腱、骨の成分でもあり、これらの維持に欠かせないミネラルです。

また、酵素の構成成分として、糖質や脂質を代謝する働きをしたり、解毒作用にも関わったりします。

このためイオウが不足すると、皮膚炎やシミ、抜け毛、髪につやがなくなる、爪の発育不良、関節痛、解毒力の低下といった症状が起こるおそれがあります。

イオウは、タンパク質（肉類・魚介類・卵・牛乳・大豆など）をきちんと摂取することで不足は起きないとされています。また、イオウ化合物は硫化アリルを含む植物（ニンニク・ニラ・ネギなど）に多く含まれます。

鉄（Fe）

鉄は、赤血球のヘモグロビンや筋肉中のミオグロビンの構成材料となります。また、抗酸化酵素カタラーゼの中核となります。

鉄が不足すると鉄欠乏性貧血（疲労感・脱力感）、めまい、頭痛、筋肉疲労、胃炎、胃ガンになりやすく、免疫機能の低下がみられます。鉄の摂取不足は、一部の乳児、思春期の女子および妊婦に起こりやすいので注意が必要です。

一説によると、昔の日本人は鉄製の調理器を用いたので鉄分が適量補充されていましたが、現代はあまり使わないため、鉄分が不足しているといわれています。

鉄には、ヘム鉄と非ヘム鉄があります。ヘム鉄は吸収率が高く、レバー・魚・貝といった動物性の食品に含まれます。非ヘム鉄は吸収率はあまり高くありませんが、海藻・野菜・大豆といった植物性の食品や卵などに幅広く含まれます。どちらもビタミンCと一緒に摂取することで吸収率が高まります。

ヨウ素（I）

ヨウ素（ヨード）は、甲状腺ホルモンの構成成分となります。脂質、糖質、タンパク質の代謝を促し、余分な体脂肪を燃焼させる働きのほか、抗ガン力もあるとされています。

ヨウ素が不足すると、甲状腺機能減退、甲状腺腫、性的興奮減退、不妊、肥満、髪、皮膚、爪につやがなくなる、活力がなくなるといった症状が出るおそれがあります。

ヨウ素は昆布、ワカメ、ヒジキ、ノリ、その他の海藻類に多く含まれており、海藻の摂取不足がヨウ素不足を招くといわれています。

亜鉛（Zn）

亜鉛は、約二五〇種類の酵素の活性化に役立ちます。

生殖腺ホルモンの活動に寄与し、前立腺の機能を正常化する働きがあるほか、核酸やタンパク質の産生にも関わっています。また、インスリンホルモンの構成材料となります。

亜鉛が不足すると、性腺機能障害や前立腺肥大症にかかりやすくなります。脱毛したり、食物の味がわからなくなることもあります。うつ病や情緒不安定の原因になる場合もあります。

亜鉛不足の原因は、精白穀類のみを主食にしていること、白砂糖の摂りすぎ、加工食品の偏食、清涼飲料水やインスタント食品の過食などです。

亜鉛は、牡蛎、ウナギ、肉類、生姜、全粒小麦、大豆、ソバ、ホウレン草、トウモロコシなどに多く含まれています。

クロム（Cr）

クロムは、インスリンを活性化して糖代謝を円滑にする働きがあるほか、エネルギーの産生を高め、血圧を正常にする働きがあります。

クロムが不足すると、疲れやすくなったり、糖尿病にかかりやすくなったりします。また、アテローム性動脈硬化や高血圧症の原因にもなります。

クロム不足の原因は、精白穀類を主食にしていること、白砂糖の摂りすぎ、加工食品の偏食、清涼飲料水やインスタント食品の過食などです。

クロムは海藻類、ビール酵母、生牡蛎、肉類、小麦全粒パン、小麦ふすま、ライ麦パンなどに多く含まれます。

セレン（Se）

セレン（セレニウム）は、抗酸化酵素の構成成分となります。有害ミネラルの毒性を抑える働きもあります。

セレンが不足すると、早老、精力低下、女性の更年期早期発現、フケ・抜け毛の増加、心疾患の誘発、対ガン抵抗力減弱などがみられるほか、有害ミネラルなどに冒されやすくなります。

一般に、セレンの欠乏症は起こりにくいとされていますが、単独での摂りすぎは中毒を引き起こすので要注意です。

植物中に含まれるセレンの量は、その植物が生育する土壌中のセレン含有量に左右されますが、今までは世界の特定地域でのみセレンの欠乏が見られました。しかし、日本の農作物はかつてに比べ、セレンが少なくなったといわれています。その原因は、農薬その他で酸性化した土壌とセレンが結合してしまい、セレンが農作物に吸収されなくなったためといわれています。

セレンは、カツオ、マグロ、牡蛎、小エビ、肉類、玄米パン、大麦フレーク、小麦胚芽、オートミールなどに多く含まれます。

マンガン（Mn）

マンガンは、酵素の構成成分として活性化を助けます。生殖機能を正常にする働きがあり、さらにムコ多糖類の合成に関わり正常な骨格を形成します。

マンガンが不足すると、運動失調症、骨の発育不良、糖尿病にかかりやすい、性機能・妊娠能力が低下したり、愛情が欠落する、癇癪になるといった症状が出るおそれもあります。

マンガンが不足する原因としては、精白穀類を主食にしていること、白砂糖の摂りすぎ、加工食品の偏食、清涼飲料水やインスタント食品の過食があげられます。不足が疑われる場合には普段の食生活を見直す必要があります。

マンガンは、茶、小麦全粒粉、ソバ、玄米、大豆、緑黄色野菜、藻類、ゴマなどに多く含まれます。

モリブデン（Mo）

モリブデンは、酵素の構成成分として尿酸の代謝に関与しており、体内浄化に役立ちます。また、炭水化物や脂肪の代謝を助けるだけでなく、消化器系ガンの予防や、銅中毒の予防作用があります。鉄の体内利用を円滑にする働きもあります。

モリブデンが不足することはあまり見られませんが、もし不足すると亜硫酸毒性により、頻脈、頻呼吸、頭痛、悪心、嘔吐、昏睡などの症状がみられる場合があります。逆にモリブデンが過剰になると、ストレス適応困難、脱毛、消化器ガン、痛風にかかりやすくなる、といった障害が起こるともいわれています。

モリブデン不足が疑われる場合は、精白穀類を主食にしていること、白砂糖の摂りすぎ、加工食品の偏食、清涼飲料水やインスタント食品の過食などが原因として考えられます。ですから、普段の食生活を見直す必要があります。

モリブデンは、レバー、大豆、豆腐、昆布、玄米、カリフラワー、ゴマなどに含まれています。

銅（Cu）

銅は、身体が摂取した鉄をヘモグロビンに変えるのを助けるほか、抗酸化酵素の構成成分となったり、骨の形成に役立ったりしています。

銅が不足すると、貧血、浮腫、皮膚色素欠乏症、ウィルソン病、SOD（スーパーオキシドディスムターゼ：抗酸化酵素の一種）産生低下といった症状が現われます。

銅は、牡蛎、エビ、蟹、大豆、豆腐、レバー、ソバ、クルミ、ココアなどに含まれています。

コバルト（Co）

コバルトは、ビタミンB_{12}の構成成分となります。

コバルトを含むビタミンB_{12}は、赤血球の生成に関わるため悪性貧血を防ぎ、神経の働きを正常に保つ効果もあるといわれています。

ビタミンB_{12}が不足すると、悪性の貧血を招きます。

コバルトはビタミンB_{12}を含む食品から摂取することができます。ビタミンB_{12}はヒトの体内では合成されないビタミンなので、食物から摂る必要があります。ビタミンB_{12}を含む食品には、レバー、牡蛎、シジミ、青魚などがあります。

コラム　ミネラルと水の深い話―細胞を調律するミネラル

ミネラルの粒子の形が正四面体になっていることは、先のコラムでご紹介しましたが、その形に、とても意味があると川田先生はおっしゃいます。

「私たちの思いは時によってマイナスの要素も混じり、乱れたものになりやすいものです。それが細胞にも影響を与えますが、その細胞を調律するためにもっとも効力があるのがミネラルなんです。

ミネラルは正四面体ですから、規則正しい振動しかしないんですよ。ですから、調律には非常に有効なんです」

ミネラルによる調律は、楽器のピアノの音の狂いを正常にするのと同じだと先生は言われます。

「私たちの細胞は、本来は正常に振動しているんです。それがいろんな思いでだんだんずれていく。もうちょっといいものが欲しいとか、もうちょっと給料とってくれるとうれしいのにとか、いろんな欲がいっぱいあるわけです。その度に少しずつ細胞の振動波がずれていくんですね。

ミネラルは身体の約六〇兆個の細胞を調律します。

ミネラルはバランスがいちばん大事で、単一ミネラルが危険というのもまさにその通りです。だから四面体の骨格があって、構造があって、それに元素が配されたものが自然なんです」

バランス生体ミネラルがなぜ、ヒトの身体を整えるのか、改めて教えていただきました。ミネラルは、細胞を調律するのですね。

4章

ミネラル何でもQ&A

Q　バランス生体ミネラル水は、何でも治せる万能水ですか？

A

バランス生体ミネラル水は、保健所では「ボトルドウォーター」として位置づけられています。多種類のミネラルがバランスよく配合された清涼飲料水です。

医薬品のように「病気を治す水では決してない」ので、くれぐれも誤解しないでください。

ただ、「身体本来の健全な状態を維持する」のに有効だと考えられる水であることは間違いありません。

実際に、患者さんに勧めておられる医師も多くいらっしゃいますし、海外では、日本から「一〇倍濃縮液」を輸入し、積極的に取り入れる医療施設も現われてきているようです。

Q バランス生体ミネラル水は、どのような味と外見ですか?

A 飲料用のバランス生体ミネラル水は、レモン果汁とほぼ同じ強酸性水です。強酸性ですから、味はかなり酸っぱいといえます。酸っぱいのが苦手な方は、普通の水で薄めるか、オレンジジュースなど酸味のあるジュースに入れるかすれば飲みやすくなるようです。

外見は、無色透明な水です。水道水に入れて一日放置すると、まれにキレート作用により沈殿物が出る場合もありますが、そのまま飲んでかまいません。

Q バランス生体ミネラル水を飲んでいたら他の栄養素はいりませんか?

A そんなことはありません。五大栄養素を思い出してください。私たちの身体はタンパク質がないとつくれませんし、炭水化物や脂質といったエネルギーがないと動きません。

ただ、その身体づくりや動きをスムーズにするためにはビタミンと、体内酵素を活性化させるミネラルが必要不可欠なのです。

バランス生体ミネラル水は体内の酵素を活性化させるので、むしろ他の健康食品と併用した場合には、相乗効果を期待できることが多いのです。実際に当院に訪れた患者さんを診ていても、いままで健康食品を摂られていた方が、いきなりその効果が表われてきたように思われる例もたくさんありました。

どんな健康食品と組み合わせたらよいかは、個人差がありますから、メーカーや専門医師にお聞きになったほうがよいでしょう。

Q　幼児、妊婦はバランス生体ミネラル水を飲んで大丈夫ですか?

A

ミネラルは、五大栄養素の要です。健やかな身体をつくるのに欠かせない栄養素ですから、むしろ成長期にあるお子さんや、お腹にお子さんがいる妊婦さんにこそ、バランス生体ミネラル水を積極的に飲んでいただきたいと思います。

バランス生体ミネラル水をそのまま飲むと、酸っぱいので苦手に思うお子さんもいるようです。そんなときは、水で薄めたり、一〇〇パーセント果汁のジュースに入れて飲んでもかまいません。

また、黒酢入りのはちみつドリンクと割ったり、果物でつくった手作り酵素と割ったりするのもおすすめです。

あるいは、おかずにちょっと振りかけたり、ご飯や料理に加えたりすると、美味しく摂取することができるでしょう。

妊婦の方は、一日にご自分の体重に相当する量（たとえば妊娠中の体重が六〇キロなら六〇cc）を飲むといいでしょう。普通の方の倍量ですが、おなかのお子さんに多量のミネラルが必要だからです。

妊娠中に「石や土、紙や金属が食べたくなる」といった「異食症」の話を聞いたことはありませんか？　あれは諸説ありますが、ミネラル不足、とくに鉄分や亜鉛の不足が原因のケースも考えられます。

いずれにしても、日頃からバランスのよいミネラルを摂取することです。それによってミネラル不足に陥ることなく、妊娠中の生活を安心して送ることができると覚えておいてください。

Q 金属アレルギーでもバランス生体ミネラルを摂取できますか?

A

金属アレルギーをもつ方は、三六種類以上の金属元素が含まれるバランス生体ミネラル水を飲んではいけないのでしょうか?

そんなことはありません。生物として生きている以上、身体の中には金属ミネラルがなければ生命活動ができないからです。

金属アレルギーは、何らかの原因があって、特定の金属元素に過剰に反応している状態だと思われます。そういう場合は、まずバランス生体ミネラルを一〇倍から一〇〇倍に薄めて、少しずつ体内に摂り入れることをおすすめします。

それでとくに問題がなく続けられるようなら、バランス生体ミネラルの「余分なものは排出し、必要なものは補充する」働きによって、徐々に金属アレルギーも治まっていく可能性があります。

また、バランス生体ミネラル水には入浴剤もありますので、それを薄めてお風呂に入れるのも一つの方法です。バランス生体ミネラル水は微量、超微量のミネラルでイオン化されていますから、皮膚から取り入れてもよいのです。

アトピー性皮膚炎の方も同様に、経口と皮膚の両面から少しずつ慣らしていかれると、よい結果に繋がるのではと思われます。

ただし、重症な患者さんの場合は、まず専門医に飲む量や飲み方を相談されてから、試されたほうがよいでしょう。

Q 病気の患者でもバランス生体ミネラル水を飲んで大丈夫ですか？ また、薬と併用して飲んでも大丈夫ですか？

A

健康な方であれば、原則的にいくら飲んでもかまわないといえますが、少し注意しなければならない患者さんもいます。

たとえば、以下の症状がある方は薄めてから徐々に飲んでください。

・下痢の症状のある方
・甲状腺機能亢進症
・結石のある方
・痛風
・腎不全

下痢になりやすい方は、一般的にミネラル水を飲むと便がゆるくなる場合がありますので、少量から開始する必要があります。

甲状腺機能亢進症については、ミネラル水の飲用は甲状腺機能を亢進させますので、少量から開始する必要があります。

痛風については、一般にはミネラル水の摂取により尿が酸性に傾きやすくなりますが、痛風患者の場合は尿酸が溶けにくくなり、溶けきれなくなった尿酸が結晶化して、尿路結石や腎障害を起こしやすくする危険性があります。このため、薄めて少量から飲んでください。

腎疾患については、腎不全やネフローゼ症候群がある場合、水素イオンやカリウムイオンに対する注意が必要です。上限量に配慮が必要でしょう。

ただしこれらの注意点は、ミネラルの性質から考えうる注意点であり、実際にバランス生体ミネラル水を飲んで悪化された例は一人も聞いておりません。

結石についても、カルシウムが多く含まれるミネラル水を飲むと悪化して大きくなっていくように思えますが、実際には小さくなっていく例が多いのです。

それは、バランス生体ミネラルが身体全体の機能を活性化させることで、本来の免疫力やスムーズな循環を取り戻すなど、全体的にみればよい方向へ身体を導くためだと思われます。

しかし、いずれにしても症状のある方や不安な方は、薄めて少量から始めるか、個別に医師の診断を仰いでください。

薬との併用の問題ですが、バランス生体ミネラル水を飲んでから少なくとも一五分以上あけてから飲んでください。同時には飲まないでください。

とくに風邪薬や解熱剤（アスピリンなど）は一緒に飲まないほうがよいでしょう。というのは、生体ミネラルのキレート作用やデトックス作用で、薬の化学物質と結びついて排出するため、薬の効果を打ち消してしまう可能性があるからです。

また、抗ガン剤などに関しては専門医にご相談されたほうが無難かと思います。

Q 軽いヤケドや傷口に塗っても大丈夫ですか？

A

バランス生体ミネラル水は飲料用であり、化粧品や塗り薬ではありません。ヤケドや傷口につきましては、医師の診断を受けてください。

なお、医師の診断を受けるほどでもない、ちょっとした軽いヤケドや傷口であれば、適切な処置をした後で、お試しいただくこともよろしいかと思います。

バランス生体ミネラル水を傷口に塗ると多少しみますが、その部分の皮膚の活性化が期待でき、皮膚形成にも有効だとの報告もあります。

軽いヤケドであれば、跡が気にならずに済んだという話もあるようです。

料理にもいろいろと使えるので、キッチンにスプレー容器で用意しておけば、料理はもちろん、突然のヤケド、切り傷、あるいは虫刺されなどのトラブルに便利かと思います。

またバランス生体ミネラル水は、トイレ等の消臭や除菌にも活用されたり、海外では、汚水や放射性物質などの産業廃棄物の緩和処理として検討されることもあるようです。

Q 口から飲めない場合の活用法はどうしたら？

A

末期の患者さんでそういう方もいらっしゃいます。その場合は、流動食などの食事に混ぜるか、身体の皮膚から浸透させる方法を試してください。

調理や炊飯に応用すると、バランス生体ミネラル水独特の酸味が消えます。それは、食材に含まれる農薬や添加物と化合するからです。

また、口に入れると吐き出してしまう患者さんには、皮膚から吸収してもらうのが有効な方法です。たとえですが、ちょっと怖い話をします。

みなさんは、経口毒性と経皮毒性の違いを聞いたことはありますか？　口から入る毒と皮膚から入る毒の違いのことです。

そのどちらが危険かといいますと、じつは口から入る毒物よりも、皮膚から浸透した毒物のほうが危険なのです。

というのは、もしも腐った魚や肉のような危険な食材が口から入った場合、下痢や腹痛や吐き気などで身体から毒性を排除します。しかし、皮膚はこうした対処法がなく、無防備だからです。

これを逆手にとって、皮膚からバランス生体ミネラル水を浸透させれば、穏やかに身体に吸収させることもできます。

たとえば、温めたお湯にバランス生体ミネラル水を加えて、タオルに湿らせてから身体を拭いてもいいし、皮膚にスプレーして手でさすりながら浸透させてもよいでしょう。これを続けていたら、口から飲めるようになった患者さんもいます。

Q 入浴用のバランス生体ミネラルはありますか？

A バランス生体ミネラルには飲料用以外にも、入浴時に使用するものがあります。化粧品として認められたもので、肌荒れを防ぐ、お肌に潤いを与えるなど、お肌の健康への働きかけが期待できます。
体が冷えると、血流が阻害され老廃物の排泄などがうまくゆかず、体調を崩す原因にもなります。お風呂にバランス生体ミネラルを注ぐことで、湯船の隅々まで多種類のミネラル成分が広がり、入浴によって体を温める作用がより強く働いて健康維持に役立つものと思われます。

「経皮吸収」という言葉がありますが、皮膚からも極微細な物質が吸収されます。しかも、その吸収率は体のどの部位の皮膚かによって違っています。たとえば、腕の内側の皮膚の吸収率を1とした場合、頭皮は3・5倍、脇の下の皮膚は3・6倍、背中の皮膚は17倍、性器では42倍にもなるといわれます。とくに湯船に浸かる入浴では、お湯に含まれる極微細な物質が皮膚から吸収される可能性がさらに大きくなると考えられます。

バランス生体ミネラルは自然なミネラルしか入っていないので、子どもから大人まで安心して入浴できます。お湯は洗髪にも使えます。微量ミネラル成分が皮膚から角質層に浸透することで肌がすべすべする、滑らかになる、肌の美しさがアップするといった働きを期待できます。

ただし、肌が弱い、アレルギーがあるといった場合は、お風呂に注ぐバランス生体ミネラルを少なめにしたほうがいいでしょう。

手軽に体を温めたい、あるいは全身入浴が難しいときは、足湯にバランス生体ミネラルを活用する方法もあります。

足湯は、心臓への負担が少なく、体力の消耗も少ないため、高齢者や高血圧の方、体力が少ない方などにも適した入浴方法で、足だけでなく全身の血流を促進する効果があります。介護や看護の現場で用いることも多く、リラックス効果や入眠効果、また免疫機能の向上なども期待されています。

　この足湯にバランス生体ミネラルを活用することで、より高い効果が得られると考えられます。

Q　バランス生体ミネラルで危険なことはないのでしょうか?

A　微量元素、超微量元素の中には一見危険な金属元素が含まれていますが、原則的にはこれまでも述べたように問題はありません。つまり、健康な方であれば、バランス生体ミネラル水をいくら飲んでも、まったく問題はありません。
　ときには、「誤ってたくさんの量を飲んだらどうなるのか?」という質問を受けることがありますが、私はこう答えています。

「あなたは、無農薬で育てられた有機栽培のキャベツを一度に五個食べたらどうなると思いますか？」

せいぜい食べすぎによる下痢くらいでしょう。

バランス生体ミネラル水も同じです。飲みすぎても、身体に必要なミネラル分だけが吸収され、余分なものは排出されるようになっています。

それでも、たまに、一時的に下痢になったり、人によっては便秘になったりすることはあります。まれには、各細胞機能がいきなり活性化するので、微熱が出たり、気分が悪くなったり、動悸がしたりする人もいます。そんなときは、次回から飲む量を減らすか、水で一〇倍以上希釈してから飲むようにします。

乳幼児が誤って大量に飲んだ場合や、金属アレルギーの方が初めから大量に飲んでしまった場合には、すぐに牛乳を多めに飲ませたらよいでしょう。牛乳は一瞬のうちにミネラル分を包み込み、ミネラル分が細胞内に吸収されることを抑制してくれます。

また逆に、川田先生によると、牛乳に少量のバランス生体ミネラル（牛乳一リットルに対し一〇㎖くらい）を加えるとより体にやさしい牛乳に変化し、牛乳に含まれる成分の吸収もぐんと良くなるとのことです。

エピローグ　この本を書くにあたって

患者さんのための医療とは何か

現在の日本では西洋医学があたりまえの治療法になってしまっていますが、それ以前、一九世紀初頭までは医学には五つの源流がありました。それらが、お互いに補完し合っていたのです。

その五つとは、以下のものです。

・**ナチュロパシー**（自然療法）
食事療法・若香療法（アロマセラピー）・植物療法・鉱物療法（ミネラル療法）

・**オステオパシー**（整体療法）
指圧・鍼灸・呼吸法・ヨガ・ストレッチ・カイロプラクティック

・**サイコオパシー**（心理療法）
瞑想・暗示・音楽療法・色彩療法

・ホメオパシー（同種療法）
極微量の毒で健康を増進
・アロパシー（対症療法）
病気の症状と反対の効果を持つ薬品を投与

この五つの療法はどれも「医療」であったはずなのに、いまや完全にアロパシー（対症療法）である西洋医学に基づいた医療のみが主流になり、ほかの療法は「代替医療」という扱いになってしまいました。

しかし、医師として毎日さまざまな患者さんを診ながらずっと感じてきたのは、「西洋医学は日々進歩しているにもかかわらず、ガンや糖尿病、アトピーなど慢性疾患の患者数は増えるばかりだ……」ということでした。

西洋医学に基づいた医療は、急性疾患の患者さんにはうまく対処できます。それは、西洋医学が病気を定義する医学だからです。病気か健康か、白黒ハッキリしている状態であれば、診断をつけやすく、対症療法で素早く対応できます。このような場合には、薬の効果やドクターの力量に期待できるのです。

けれど、慢性疾患の場合には、病気と健康という状態の間に幅広いグレーゾーンがあります。たとえ健康診断で「異常なし」と診断された方でも、じつはその八〜九割はグレーゾーンに入っているのです。ハッキリ黒ならば対処できる西洋医学も、グレーは放置するしかありません。

でも、放っておくと必ず黒になる（病気になる）とわかっているのに、放置することができるでしょうか？　私は、それが患者さんのためになるのであれば、あらゆるものに医療の可能性を見出し活用したいと考えています。

たとえば東洋医学であれば、たとえグレーの状態であっても対処を始めます。「病気になる前に、健康なときに」始める医療として予防医療もあります。

私の目指しているのは、究極の「いいとこどり医療」です。

理想の医療を目指して――遊びに行ける診療所「トレーフル・プリュス」を開設

私がいつも健康増進・病気回復の合い言葉としてお伝えしているのが、「ニコニコ・テクテク・カムカム」です。

ニコニコ……精神の状態（心）

テクテク……血流の状態（運動）
カムカム……栄養の状態（食事）

この三つが整えば予防医療においても、さらに難病治療においても大きな力を発揮する、というのが私の考えです。そのためにこれらすべてを一箇所で行なえる健康増進施設（診療所を含む）を、二〇一一年、故郷である山口県周南市にオープンしました。

それが『トレーフル・プリュス』です。

トレーフルとはフランス語で三つ葉のクローバーの意味です。プリュスはプラス。三つの要素（心・運動・食事）と、もう一つのプラス（医療機関）で、健康をトータルケアできる施設になるようつくりました。現在健康な方、未病の方、病気の方、誰でも気軽に遊びに来れる診療所です。

まずは「ニコニコ」、心の健康から。三階は心のフロアーで「カウンセリングルームＮＩＣＯ」です。ここでは心理カウンセリングを受けられますし、さまざまな講演や勉強会が催されます。

次は「テクテク」、血流の改善。二階は血流改善のための運動フロアーで「ドクターズ・フィットネスTECU」です。プロのトレーナーと一緒に、加圧トレーニングやヨガ・ピラティスで身体を整えることができ、美容面でのケアも行なっています。

そして楽しみも兼ねる「カムカム」、栄養の改善。一階のフロアーは「ドクターズカフェ　CAMU」です。ここでは、「カムランチ」という陰陽のバランスと五色のバランスを考えた食事や身体に優しいスイーツを提供しています。

さらに、四つめに海風診療所があります（場所としては二階にあります）。

ここでは「心と体に優しい治療」をモットーに、患者さん一人ひとりにとってベストな治療ができることを目指しています。当院に来られた方にはまず、

・自律神経バランスの検査
・動脈硬化・血流の状態の確認
・部位別の筋肉量の測定
・血液検査で栄養状態の確認

といった客観的な検査をして、ご自分の心身の状態を把握してもらい、どこに問題があるのか話し合い、病気の治療や予防医療に活かします。ガン患者さんや難病治療の患者さんでも、やることはまったく一緒です。

じつは、保険診療で満足されている方は、海風診療所にはあまり来院されません。保険診療での治療がうまくいかなかった方が来られるのですから、自然と難病の方が多くなります。

ですから、西洋医学・東洋医学を問わず、通常医療・補完代替医療を問わず、根本治療を目指して、ベストな治療法を提案します。例を挙げれば

・心理カウンセリング
・自律神経免疫療法
・鍼灸療法
・脳幹活性療法
・加圧トレーニング
・中医薬の処方
・点滴療法（ビタミン・ミネラルその他）

など、さまざまな療法を組み合わせて治療に当たっています。

といっても病気を治すのはあくまでもご本人の自己治癒力であり、私たち医師やスタッフにできるのはその手助けに過ぎません。このことを理解していただくのが、当

院での治療の第一歩となります。

代替医療の治療は、受け身ではうまくいきません。ご本人が主体性をもって、当院のアドバイスを参考に、自らが自然治癒力を高める努力をすることが極めて重要なのです。

ですから初診時には、「患者さんの主体性をもった治療への参加」を理解していただくためだけに一〜二時間かけることが通常です。病気の根本原因にアプローチするようにしていますので、どんな病名の患者さんが来られても、基本的な治療方法に変わりはありません。

予防と治療は一緒

予防と治療とは、海風診療所においてはまったく一緒です。病気を予防する方向性と病気を治療する方向性は同一で、患者さんと医療従事者が一体となって、その方向に向かうことになるからです。

たとえば、健康増進の合い言葉である「ニコニコ・テクテク・カムカム」は、

・**ニコニコ**……精神の状態（心）→心を穏やかに保ち、よく笑う、笑顔をつくる

・テクテク……血流の状態（運動）→歩くことが基本。動かせる範囲で身体を動かす
・カムカム……栄養の状態（食事）→食事のときはよく噛むのが基本で、バランスよく食べる

といったように、ご自分の努力で行なえます。

私が提唱する「健康増進マイスター制度」は、予防医療の知識をもった方々を増やしていくためのもので、マイスター養成のために講座を創設しました。これを当院では、「笑顔の戦士養成プロジェクト」と呼び、スタッフも患者さんも一丸となって取り組んでおります。そして、今年はそれをさらに発展させて、マイスターの人たちが利用できる「未病センター（未病健診を実施する場所）」や「未病アカデミー（未病を学べる場所）」をつくります。

こうした予防医療にはミネラルの知識もたいへん役立ちますし、「いいとこどり医療」の一環として、現在健康な方にも、難病と闘っている方にも、バランスの取れたミネラルの摂取により、自己治癒力を高めていただく指導をしています。それで、実際にいい結果が出ることが多いので、やっていることは間違っていないと確信しております。

周南病院理事長・海風診療所院長　沼田光生

参考データ　農業用ミネラル水製造責任者石井清堅氏に聞く

「日本農業の現状とミネラルについての課題」

日本の農業の現状とミネラルについて詳しい石井清堅氏にQ＆A形式でお話を伺いました。とても参考になるお話でしたので、ご紹介します。

【石井清堅氏プロフィール】

東京大学卒業後、東レ・モスクワ駐在員、インドネシア東レ・Synthetics Inc.社の取締役を経て、東レ理事に就任。水処理事業部門、環境土木部門を担当。東レ・チオコール（現在、東レ・ファインケミカル）代表取締役社長に就任。その後、嶋西淺男博士から法人代表を引き継ぎ、農業用と環境用を中心とした鉱物ミネラル全般の製造責任者として、全世界に普及と啓蒙活動を行なっている。

Q 日本の慢性的なミネラル失調症の原因はどこにあると思われますか？　また、それはいつから始まったのでしょうか？

A （石井氏。以下同）　原因の一つとしては、農薬と化学肥料を使った農法の問題だと思います。

じつは、日本が戦争に負けたときからミネラル不足は始まったのですね。第二次世界大戦でアメリカから進駐軍が来て、農業指導が始まりました。その当時の日本は、それまで有機農業をずっと続けてきていたのです。

戦前には農薬というものはなく、せいぜい木酢くらいしか売っていませんでした。そして戦後、毒ガスを作っていた会社の仕事がなくなり、農薬をつくることになったのです。

Q 化学肥料も戦後すぐに始まったのですか？

A その通りです。日本は戦争に負けたことで、当然、農業の担い手も多く戦死し、復員兵士も帰郷して急激に食糧不足になりました。そうなると、短期間で国民のカロリーを確保する必要性が出てきます。よって、農法を変える必要が出てきたのです。

Q 化学肥料を使う前の農法はどうだったのですか?

A 当時の有機肥料といえば下肥、つまり人の尿や糞が元々の堆肥だったのですが、それでつくられたレタスを生で食べる日本人を見て、アメリカ人は不衛生だとビックリしたのですね。

だけど、そこには豊富なミネラルがあったのです。でも結局外国人から見ると不潔に見える。それよりも、肥料成分の密度が高い化学肥料を使うほうが収穫をアップさせることができるし、農作業が楽になる。

そういうことで、有機肥料から化学肥料に転化してしまったのです。だから、その時期から一気に有機農業から化学肥料と農薬を使う農業へと変わってしまったというのが、ミネラル不足に至る経緯です。

Q 農法の転化で植物のミネラルやビタミンが不足することになったとのことですが、量的にどのくらい変わったのでしょう?

A 戦前の農法であれば十分摂れていたビタミンやミネラルが、いまはもう昔の平均一〇分の一しか摂れなくなってしまったのです。文部科学省の「日本食品標準成分表」の一九五一年度版と二〇一五年度版を比べるとよくわかります。昔の人と同じ量のミネラルを野菜や果物から摂取するには、一〇倍食べないといけなくなったのです。

でも、これは事実上不可能に近いですよね。だから、日本人は全員慢性的なミネラル失調症といえるわけです。

Q 戦前の農法で使っていた有機肥料と、現在の農法で使われている有機肥料とでは何か違いがありますか?

A やはり違いはあります。もう一度農作物から豊富なミネラルを摂れるようにするためには、人糞を使うのがいちばんいいわけですが、いまトイレは水洗になって使えないですよね。

昔は、屎尿を野壺（肥だめ）に溜めて、六カ月から一年かけて熟成させていたものを肥料としていました。ところが、いまはそれが難しいので、畜糞を利用するしかないわけですが、いまと昔では明らかに有機肥料の質が違います。

なぜかというと、昔は落ち葉を一家総出で山から集めてきて、それを肥料に入れることで、山のミネラルを畑に戻していたのです。それと、開発が進む前は、畑の周りには広大な森林があって、そこに降った雨が森のミネラルを溶かした水を畑に利用していたのです。だから昔は、ミネラル豊かな野菜が採れていたのです。

Q　現在の化学肥料や農薬を使って栽培している一般の農法と、昔の有機農法ではかなりの違いがあることになりますか？

A　そうなのです。戦後、「窒素・リン酸・カリウム」という三大化学肥料を使った農法に変わってから、配合されるミネラルは、マグネシウムとカルシウム程度で、その他の微量要素のミネラルはほとんど入っていないのが現状です。

一応、農林水産省の規定した水素・酸素・炭素なども含めて一七元素の範囲内の肥料が販売されていますが、おかしなことに、肥料取締法上、これ以外は肥料の効果がないことになっているのです。
こうした新しい農法になって、昔は畑の土壌に存在したミネラルが消耗し尽くされ、そこで育った野菜や果物を、私たちは数十年も食べ続けているわけです。日本人が慢性的なミネラル失調症になってしまうのも無理がありません。

Q 一七元素という範囲内のミネラルは化学肥料に入っているが、それ以外はどのメーカーも入れていないということですね。それはなぜですか?

A やはり大手の肥料メーカーは、それ以外はムダだから入れないのです。入れたとしても評価されませんから。しかし、一七元素から先のさまざまなミネラルが人間には当然必要ですし、植物も農薬なしに自分の免疫力だけでバイ菌と闘う力をつけるには、そういう(肥料に)入っていない微量ミネラルが必要なのです。
ミネラルの種類が多く入った肥料をもっとつくったほうがいいと思うのですが。

Q 有機農業が普及しない理由は何ですか？

A それは単純に考えて、農薬と化学肥料を使う農業のほうが、無農薬と有機肥料を使った農業に比べて格段に楽だからです。生産高も三割多いのです。そのために、(いまの野菜は)大きくて形や色はいいけれど、明らかに匂いがなくなって野菜そのものの青くささがなくなりました。

じつは、青くさいというのは、植物が本来もっている免疫力なのです。昔のことわざに「蓼食う虫も好き好き」と言いますが、あの嫌な青くささは、植物が虫を寄せ付けないようにして自分を守るために備えている免疫力の一部なのですよ。

Q 栄養学では一日に二〇〜三〇品目の食材を摂るのが理想と言っていますが、どう思いますか？

A たしかに一般家庭で毎日二〇〜三〇品目も食材を摂るのは難しいですね。しかも、いまの野菜は現実問題として、ミネラルなどの栄養分が昔の十分の一になっているから、栄養学の先生などがおっしゃっている数十種類の食材を食べるとなると、昔の一〇倍の量を食べることになり、不可能です。

そこでミネラルをサプリメントとして摂ればよいということになりますね。やはりいまの農業は、有機農業でさえも、野菜や果物に含まれている栄養素が昔と違うわけですから、日々バランスの取れた食事にプラス、ミネラルはいまや欠かせない存在ということになります。

Q 食べ物だけで十分なミネラルを補給することは現在ますます難しくなっていますが、サプリメントにはどういうご意見をお持ちですか?

A 私たちが手っ取り早くミネラルを摂るにはサプリメントしかないわけですが、単一のミネラルをいくらたくさん摂ったとしてもあまり意味がないと思うのです。

どういうミネラルをどういうバランスで組み合わせるかがすごく大事になってきます。それを人間が頭で考えて「足りないミネラル」だけを補充しても、健康は保てないし、身体の中でうまく働かないと思うのですね。

ミネラルは単一で働くというよりも、複数あることでさまざまな働きをすることがわかっています。だからいま、鉱山にある天然のミネラルをそのバランスのまま持ってきて、何も足さない、何も引かないで手軽に飲めるようにすることが大切ではないでしょうか。

Q いまと昔では有機肥料に含まれる栄養についてもずいぶん違う、とのことですが、それはミネラルの含有量が違うのですか?

A

有機農業を行なっているからミネラルが豊富かというと、じつはそうでもないのです。たとえば、卵がいい、牛乳がいい、と言って食べるとします。でも、その卵を産む鶏が、乳を出す牛が、何を食べているかということを問題にしないといけないと思うのです。

昔の鶏は放し飼いでしたから、鶏が食べたいものを食べていたせいでバランスも取れていました。いまは、アメリカ産のとうもろこしや大豆の搾りかすが餌になっています。それは、いずれもミシシッピー川流域でセスナで農薬を撒きながら大量生産された穀物の搾りかすです。

そういったものにミネラルはほとんど入っていないのです。餌にミネラルが入っていないのに、卵や乳にミネラルが出るわけがないのです。たしかに見かけは卵や牛乳ではあるけれど、別のものなのです。私はいつも言っていますが、食べてないものは出てこないわけです。

畜糞もアメリカ産の穀物を食べた結果のものだから、ミネラルがあまり入っていないのです。つまり、いまの有機肥料には、いちばん大事な微量要素のミネラルが非常に少ないことが、このことからもわかるはずです。

ミネラルが入っていないとどういうことになるかというと、菌の活性が低下して肥料の熟成に時間がかかってしまいます。生煮えの堆肥が多くなってしまう。菌によって一度分解されて完熟した堆肥となり、立派な有機肥料になるわけですが、生煮えとは、なかなか完熟していないということです。

Q 有機農業が難しい理由は何ですか？

A 堆肥が完熟するためにはバクテリアの活動が必要で、バクテリアが活動するためにはミネラルが必要です。ですから、ミネラルが足りないと生煮えの堆肥になってしまうのです。
そんな堆肥には、おそらく二つのリスクが伴います。一つは、出来上がった製品としての堆肥にそもそもミネラルが少ないということ。そして、もう一つは、ミネラルが少ないが故に原料の畜糞の完熟がなかなか進まないということなのです。結果として、未熟な有機肥料になってしまうのです。
このような未熟な肥料を土の中に入れると、必ず嫌気発酵を起こして根焼けを起こしてしまいます。やはり有機農業が難しいのは、まず持ち込まれた堆肥などの有機肥料が本当に良い有機肥料なのか見抜く目が必要だからです。

Q 有機農業をするためには石井さんがつくられているような農業用ミネラル水を活用するのが効果的と思われますが、そうした事例はありますか？

A 渥美半島は菊の栽培で有名ですが、戦後の農業の構造改革によってハウス栽培を始めたところなのです。最初に政府が補助金を付けて推奨したエリアです。浅い海を埋め立てたところですが、その埋めた土は、じつは周りの山を削り取って埋めました。
最初の五年間は素晴らしい菊が育ったのに、五年を過ぎたあたりからうまく育たなくなったというのです。いろいろな肥料を試してもダメだったので、ハウス内の土を削り出してもう一度山の土を入れたら菊は見事にもとに戻りました。
要するに山の土にあったミネラルを五年で使い果たし、また山の土を入れるということを五年ごとにくり返していたのです。それでは莫大な資金が必要になるわけで効率が悪いのです。そこで、農業用のミネラル液肥を撒くようにしたところ、それからは収穫も安定したということです。

Q 肥料として花崗岩を粉の状態にしたり、焼成バーミキュライトにして使うことは可能でしょうか?

A 花崗岩にいくらミネラルが豊富にあるといっても、細かくして粉にしただけではなかなか根から吸収されません。
植物は土中のミネラルを摂るために、根から酸(根酸)を出して鉱物を溶かしミネラルを吸収しているわけですが、それだと時間がかかってしまいます。液体にすれば素早く吸収するわけですから、液体の肥料を使ったほうが効率いいですね。これは、飲料用のミネラル水にも同じことが言えます。

Q　最後に、ミネラルが不足している現代人に起こっている問題点で、気づかれたことがありましたらお聞かせください。

A　私の個人的な意見ではありますが、日本で起きているいろんな問題、たとえば子どもが引きこもったり、それから親子が殺し合ったり、こういうことがここ数十年間増えています。

これには、日本人が非常にミネラルの薄き生活をしてきたことが影響していると思っています。肉体上の問題だけでなく、精神的にもある程度影響を与えているのではないかと。

だから、今後この農業用ミネラル水が日本の食文化と健康を守ることで、肉体的にも精神的にもわれわれ日本人のお役に立てればと考えています。

参考文献

『食品の裏側　みんな大好きな食品添加物』　安部司著　東洋経済新報社
『食品の裏側2実態編　やっぱり大好き食品添加物』　安部司著　東洋経済新報社
『微量栄養学の世界的権威が解明！　ミネラル革命』　ゲルハード・シュラウザー著　山本俊一訳　コスモトゥーワン
『一目でわかるミネラル情報決定版　植物マルチミネラル「体内浄化」健康法』　大森隆史著　コスモトゥーワン
『あなたの知らない生体ミネラルの真実　次世代療法とミネラルバランスの重要性』　沼田光生著　ビオ・マガジン
『おもしろサイエンス　サプリメント・機能性食品の科学』　近藤和雄・佐竹元吉著　日刊工業新聞社
『難病を癒すミネラル療法』　沼田光生・上部一馬著　中央アート出版社
『脳の軍隊と生体ミネラルでガン細胞消滅』　沼田光生著　ゲームブックス

取材協力

㈱ＪＥＳ（www.j-smc.co.jp）

完全なミネラルバランスこそ最強の治癒力！

2019年2月27日　第1刷発行
2023年11月13日　第4刷発行

著　者——沼田光生

発行人——山崎　優

発行所——コスモ21
〒171-0021　東京都豊島区西池袋2-39-6-8F
☎03(3988)3911
FAX03(3988)7062
URL http://www.cos21.com/

印刷・製本——中央精版印刷株式会社

定価はカバーに表示してあります。

ISBN978-4-87795-376-8 C0030